老年健康生活丛书

老年常见病防治

（一）

于德民　卫丽军　刘沭生
张道鹏　程凯　沈凯　　刘　浩 **编著**

U0309318

华龄出版社

责任编辑：林欣雨
封面设计：多元素文化创意有限公司
责任印制：李未圻

图书在版编目（CIP）数据

老年常见病防治．1／于德民等编著．—北京：华龄出版社，2011.7
（老年健康生活丛书／常振国，张新建，卢祥之主编）
ISBN 978-7-80178-867-2

Ⅰ．①老…　Ⅱ．①于…　Ⅲ．①老年病：常见病-防治　Ⅳ．①R592

中国版本图书馆 CIP 数据核字（2011）第 180118 号

书　　名：老年常见病防治（一）
作　　者：于德民　卫丽军　刘汴生　张道鹏　程　凯
　　　　　沈　凯　刘　浩　编著
出版发行：华龄出版社
印　　刷：北京画中画印刷有限公司
版　　次：2011 年 7 月第 1 版　2012 年 3 月第 2 次印刷
开　　本：880×1230　1/32　　印　张：4.25
字　　数：30 千字　　　　　　印　数：1～5 000 册
定　　价：20.00 元

地　　址：北京西城区鼓楼西大街 41 号　　邮编：100009
电　　话：84044445（发行部）　　传真：84039173

编委会名单

前　言

　　我国已进入老龄化社会，截止到 2009 年底，老龄人口已达 1.67 亿，占全国人口的 12.5%。其中，空巢老人占了 50%。据有关部门预测，今后高龄化、空巢化现象还将日益严重，老龄问题成为"关系国计民生和国家长治久安的重大问题"。让所有老人都能安享幸福晚年，建立积极、健康、科学、文明的生活方式，不仅是每一个老人的强烈愿望，更是每一个子女、每一个家庭、每一个单位以及整个社会的神圣责任！

　　随着我国国民经济的快速发展，人民生活水平有了很大的提高。人们对生活质量的要求也从仅仅满足温饱向更高层次迈进，特别是对文化休闲生活水平的要求越来越高。老年人同样如此，他们不仅要求物质生活的保障，还需要丰富多彩的精神生活的满足。但是，急速变化的社会环境，给老年人带来了许多问题，同时，老年人由于年龄及身体状况的限制，他们的需求也有其自身特点：比如，老年人对健康的需要、对安全的需要最为强烈；对社交的需要、对学习新知识的需要相对较弱。又如，老年人获取各类信息的能力不强，需要社会在信息的提供方面给予更多的关照。作为专门为老年人出版图书的出版社，体察老年人的实际需要，满足老年人的日常需求是我们义不容辞的责任。为此，我们根据老年人的特点，策划了"老年健康生活丛书"，将老年生活中涉及的各个方面，诸如饮食营养、运动休闲、家庭急救、常见病防治、心理健康、居家安全、生活方式、合理用药等知识，约请有关专家参编了"九九康寿大系"及"九九夕阳红丛书"的部分内容，就相关问题提供了解决方法，帮助老年人打造健康的生活方式，为老年人健康长寿、安享晚年保驾护航。

考虑到老年人的自身特点、阅读习惯，本套丛书共分十册，每册3万余字，全部采用以图配文的形式，用大字号排版，四色印刷，使老年人在轻松的阅读中增长有益的健康知识与科普知识，并以此指导自己的生活。

榆林市委市政府历来对老龄工作十分重视，对老年人的健康生活非常关心，他们为本套丛书的出版提供了很大的支持。农工民主党文化工作委员会为书稿的组织给予了积极的帮助。在此一并表示感谢！

目　　录

前列腺疾病

男人一过 40 岁，各个脏器的疾病就悄悄地跑上门来，尤其是到了 50 岁以后，前列腺疾病的麻烦就更加显得突出。

前列腺是个什么样的器官？

前列腺是男性特有的器官，它位于膀胱的下方，直肠的前面，形状像一颗栗子；大小约为 $4cm \times 2cm \times 3m$，重量大约 25 克，是一个实心的腺体器官，尿道从前列腺中间穿过，就像一条穿山隧道。前列腺的主要功能还没有完全研究清楚，但已经知道它可以分泌特殊的液体成为精液的组成部分。当性高潮的时候，前列腺的肌肉收缩而排出前列腺液，前列腺液进入尿道，并在此与精囊液及精子汇合，共同构成精液。前列腺的功能主要是分泌前列腺液，作为精液的重要组成部分，还可能起到保护生殖泌尿道免于遭受细菌侵犯的作用。

男性生殖系统

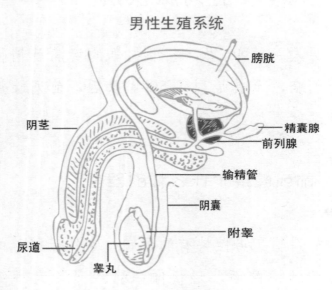

前列腺的发育与性激素有密切关系。其大小与重量随年龄而变化，小儿前列腺小，腺组织不发达，主要由肌组织和结缔组织构成。青春期的来临，随着性腺的发育，前列腺迅速发育增大，特别是腺组织，平均到 24 岁左右达最高峰。一般认为，50 岁以后，前列腺出现极其缓慢的发育，分泌量逐渐减少。由于前列腺增殖和细胞凋亡的不平衡，则可引起良性前列腺增生症。

前列腺的大小随年龄而改变，45 岁后会缓慢增大，增大的前列腺会逐渐压迫走行其中的尿道，最终引起尿路梗阻。前列腺是一个十分复杂的器官，它由纤维肌肉和腺体两种组织构成。纤维肌肉组织占据了前列腺的大部分，使前列腺富有弹性、外表平滑。腺体部分组成很多微小叶，而每一个腺管内的柱状上皮细胞都具有分泌前列腺液的功能。前列腺的生长和发育被睾丸分泌的睾酮所调控，睾酮进入前列腺后被代谢为二氢睾酮（DHT），DHT 再通过一系列细胞内"信使"最终作用于前列腺细胞的 DNA，起到控制作用。

前列腺分泌的前列腺液略呈酸性，看上去是清亮、透明的，其中含有柠檬酸、酸性磷酸酶、钾、钙、锌等多种成分。前列腺液中的部分成分对尿道及生殖系统具有保护作用，使它们免受外来有害物质的侵犯，这其中最重要的是一种称为前列腺特异性抗原的蛋白酶，近年来发现这种酶可以从血液中查到，并与前列腺癌、前列腺肥大的发生有一定关系，因此，它已经成为诊断、随访前列腺疾病的一种重要手段。

 ### 前列腺疾病会有哪些表现？

（1）尿频：正常成年人白天排尿 4～6 次，夜间 0～2 次，每次排尿量约 300ml。尿频即排尿次数增多，每次排尿量减少，而 24 小时尿量正常。下尿路炎症刺激，有效膀胱容量减少或精神因素影响均可引起尿频。由于前列腺的特殊解剖位置关系决定，大部分前列腺疾病都可以引起不同程度的尿频，常见的有前列腺炎、良性前列腺增生症和前列腺癌等。夜尿次数增多为良性前列腺增生症的早期典型症状之一。

（2）尿急及尿痛：尿急是指突然出现强烈尿意，往往无法控制而需要立即排尿。尿痛为患者排尿过程中及排尿终末时感到尿道和下腹部有明显的疼痛。尿急、尿痛、尿频往往同时存在，临

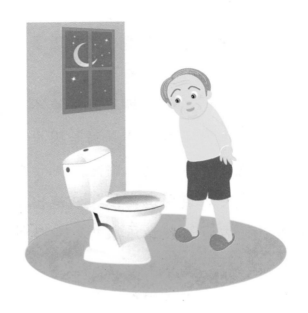

床称之为下尿路刺激症状，原因是膀胱、前列腺、尿道炎症刺激，膀胱容量减少，尿道痉挛所致。尿道疼痛的性质常为烧灼样疼痛，部分尿痛也可由精神因素所致。前列腺疾病除引起尿道疼痛以外，常伴有耻骨上区、腰骶部及阴茎头部的疼痛。

（3）排尿踌躇无力：排尿时不能即刻排出，需要等待一段时间后才能排出，其原因可以是尿路梗阻，膀胱收缩无力，也可以是因尿道疼痛而恐惧排尿所致。良性前列腺增生症、前列腺癌和前列腺炎等常存在排尿踌躇，精神因素影响也可以引起排尿踌躇。

（4）排尿滴沥不尽：排尿时尿液不能连续成线，排尿终末滴沥不尽。其原因是因排尿阻力增大或逼尿肌收缩无力所致。临床上见于前列腺体积增大而造成对尿道压迫，使尿液流出阻力增加及长期排尿费力，膀胱逼尿肌损害，良性前列腺增生症的前列腺突入膀胱形成尿道内口球形活瓣，可引起严重的排尿困难。

（5）尿潴留：尿液潴留于膀胱而不能排出称之为尿潴留。凡是因各种原因造成膀胱出口以下的梗阻和狭窄均可引起尿潴留。根据临床表现可分为急性尿潴留和慢性尿潴留两类。急性尿潴留为突然发生，患者十分痛苦，见于急性前列腺炎、前列腺脓肿及良性前列腺增生症等。由于大量尿液不能排出，膀胱内压力明显升高，壁变薄因而存在发生膀胱破裂的危险。慢性尿潴留，常由排尿困难发展而来，病程长，患者逐渐适应而无明显膀胱胀痛感。膀胱内压保持高水平时可发生膀胱破裂的危险。慢性尿潴留，常有排尿困难发展而来，病程长，患者逐渐适应而无明显膀胱胀痛感。膀胱内压保持高水平时可发生不能随意控制的尿失禁，临床称之为充溢性尿失禁或假性尿失禁。如进一步发展可导致膀胱壁受损，形成膀胱小梁或假性憩室。如果输尿管膀胱连接部活瓣作用丧失而发生输尿管尿液返流，可造成输尿管肾盂积水，肾功能损害，临床上常见于良性前列腺增生症和前列腺癌等。

（6）其他表现：前列腺疾病根据其对身体影响部位和程度不同，临床表现也不尽相同。急性前列腺炎常伴有发热、寒战、厌食、乏力等全身感染中毒症状，并可合并急性附睾炎、精囊炎，引起睾丸、附睾肿大。良性前列腺增生症、前列腺癌造成下尿路梗阻，严重时引起输尿管尿液返流、肾盂积水、肾功能损害。慢性尿潴留可引起继发感染及尿路结石。继发精囊炎可出现血精和射精疼痛。晚期前列腺癌可表现为腰骶部疼痛、坐骨神经痛、骨折等转移症状。健忘、失眠、多疑、急躁、情绪变化等临床表现，则是慢性前列腺炎患者常有的伴随症状。

 ## 老年人易得哪些前列腺疾病？

前列腺增生

老百姓俗称的前列腺肥大在医学上称为前列腺增生（简称BPH），是老年男性的常见病，随着社会老龄化、人均寿命延长，其发病率在逐年增加。多到什么程度，统计数据表明，40岁以后，前列腺就开始缓慢地增生了。一般到了50岁，大约有50％的老年男性出现前列腺增生。60岁发病率为60％，70岁发病率为70％，而80岁以上的男性，前列腺增生的发病率甚至达到88％～100％。前列腺增生是老年男性常见疾病，只要寿命足够长，几乎每个男人都会得前列腺增生。前列腺增生的病因至今还不是很清楚，而且也难以预防，目前认为，其发病可能与老年人性激素平衡失调有关。

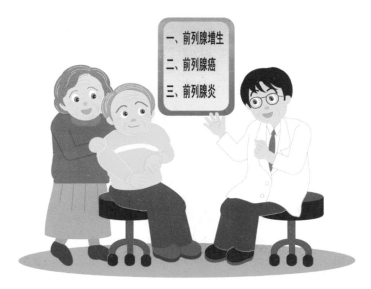

前列腺增生是一种良性疾病，本身并不会威胁老年人的生命，但它的确是老年男性生活中的一大"恶魔"。虽然只有一半的前列腺增生患者表现出明显的临床症状，但这些症状足以使他们痛苦万分，甚至面临各种风险。

最初的表现往往是夜尿增多，每天夜里总是要不停地醒来去小便，有时甚至多达十几次，严重影响睡眠休息。白天小便的次数也相应地增多，而且一旦想小便，憋都憋不住，必须马上进卫生间，稍微慢一点，尿液就会"夺门而出"。排尿不畅是最痛苦的症状，每次小便时总要等待很长时间，屏气、压肚子，但还是感觉心有余而力不足。小便就是不出来，即使尿出来，尿线也变得非常细，中间有时还要断上几次，而且小便后总是滴滴嗒嗒的，恨不能就呆在厕所里，省得来回跑得麻烦。

有些老人认为，人老了就像长白发一样，伴随着身体各个器官的老化，小便有些不正常也没什么关系，殊不知更严重的是，如果出现上述症状还没有及时治疗的话，前列腺增生继续发展，便会引起更加严重的问题。由于长期的排尿费力，膀胱内总是积存尿液排不干净，久而久之，膀胱就会发生不可逆转的功能改变，这样，排尿就会更费力，甚至一滴尿液也不能排出，医学上称为急性尿潴留。即使不发生急性尿潴留，膀胱内残余尿液逐渐增多，也会导致肾脏积水，肾功能损害，膀胱结石，尿路感染，反复血尿等，这些现象对身体的危害都是十分巨大的，绝对不容忽视。

因此说，得了前列腺增生症之后，临床上可以出现以下三类症状：

一类是尿路刺激症状，包括排尿次数增多，即我们常说的尿频，特别是晚上。正常人睡觉以后，吃得多或喝得多了，吃西瓜了，夜里起一两次，但得了这病以后，晚上就可能起三次、四次，甚至五次，厉害的时候，还可以更多。这就属于尿路刺激症状。

第二类症状就是尿路梗阻所发生的症状，包括排尿困难，如尿等待、尿无力、尿踌躇等。老年人尿线无力，甚至滴滴嗒嗒，所以表现出来的是排尿不通畅。严重的时候，尿不出来，排尿困难，甚至尿完以后还尿不干净，发生尿潴留，再严重的话，膀胱可以胀得很大，甚至引起双侧输尿管和肾积水，最后影响肾功能。

第三类表现出来的是前列腺体积增大，自己会感觉肛门前面发胀。大夫检查，即会发现前列腺增大。

出现上述三类症状，老年人就应该想到有可能是得了前列腺增生。

前列腺癌

前列腺癌实为前列腺的腺癌，是前列腺恶性上皮性肿瘤之一，占前列腺肿瘤的绝大多数，故一般就称之为前列腺癌。此癌在西方国家占男性好发肿瘤的前几位。近年来，在我国其发病率亦有上升的趋势。此癌在临床上的表现形式较为特殊，有不同于一般恶性肿瘤的多种临床类型，通常分为四型：

1. 临床癌：这一类型癌均有前列腺癌的症状，或辅助检查（前列腺直肠检查、CT、超声波、前列腺磁共振成像及前列腺特异性抗原）怀疑为癌，并从前列腺活体组织检查病理证实为前列腺癌的病例。

2. 隐匿癌：此型癌的原发灶无症状，但出现转移灶的表现，最后可通过淋巴结活体组织检查或骨髓穿刺等标本中病理学检查证实，并可再经过前列腺活体组织检查得到进一步证实。此型肿瘤在组织学上与其他类型的前列腺癌并无区别。这类患者的血清前列腺特异性抗原（PSA）水平增高，活体组织标本做 PSA 免疫组织化学染色阳性。

3. 潜伏癌：生前没有前列腺疾病的症状或体征，在死后的尸检中由病理学检查发现的原发于前列腺的癌称之为前列腺的潜伏癌。潜伏癌可以发生于前列腺的任何部位，但以中心区和外周区多见，在欧美国家，其发生率高达 26%～37%。当然，发生率的高低，与组织学检查的仔细程度有关。潜伏癌的发病率与临床癌的死亡率有相关关系。

4. 前列腺偶发癌：临床以良性前列腺增生为主要症状，在切除的增生的前列腺组织中病理学检查意外地发现前列腺癌。有报道说，此类型的前列腺癌发生率为 6%～20%，国外报道为 4.98%。

前列腺癌早期很少引起症状，这是由于前列腺癌的主要原发部位为后侧包膜下腺体。前列腺癌可直到很晚期才可以表现出特异性症状，两种最常见的表现为膀胱出口梗阻及远处转移。有时无症状的前列腺癌可经直肠指诊发现。前列腺癌的临床症状大致有以下几种：其一，膀胱出口梗阻症状，与良性前列腺增生症几乎无差别，表现为尿流缓慢、尿急、尿流中断、排尿不尽、尿频、排尿困难。在阻塞过程中病情不断进展，血尿并不常见，与前列腺增生症形成对照。其二，发生尿失禁者多为范围较广的局部病灶，可侵犯到尿道膜部。其三，尿频、排尿困难和血尿是前列腺腺管癌或移行细胞癌患者的常见症状，以致误诊为泌尿系感染或前列腺炎。血尿在良性前列腺增生症比前列腺癌早期更为常见，这是由于良性增生起自尿道周围腺体，而癌起自前列腺外周。不幸的是，前列腺癌的最先症状，通常并不是尿道的梗阻症状，更为常见的却是局部扩散和骨转移，仅在晚期癌才侵犯尿道周围腺体。前列腺癌包膜外的扩散同样较晚，当肿瘤侵犯到包膜及其附近的周围神经淋巴管时，恶性细胞压迫感觉神经引起局部（会阴）疼痛。随着癌症进一步扩散，疼痛沿坐骨神经放射。

前列腺癌不同于前列腺增生，它是一种恶性疾病，前列腺癌病情发展，如果没有进行治疗，最终将广泛转移并危及生命。在60～70岁的男性中，有一半以上前列腺中可以找到癌细胞（其发生率同样随年龄的增长而升高），这称为病理性的前列腺癌。值得庆幸的是，他们当中仅有很少一部分最终发展为临床前列腺癌，表现出临床症状并且需要治疗。而其他人的前列腺癌细胞可能永远保持一种潜伏状态，对身体不造成任何损害。

前列腺癌往往同前列腺增生并存，但至今未发现两者之间有任何转化关系。由于常与前列腺增生并存，因此，前列腺癌患者也有排尿梗阻、尿频、尿急等症状，但单从症状上难以区分前列腺癌与前列腺增生。当前列腺癌进入晚期时，会因为肿瘤的转移引起骨骼疼痛等其他表现。另外需要注意的是，很多人认为自己因为前列腺增生做了电切手术，所以就不会再长前列腺癌了，这种想法是不科学的。因为，前列腺电切术只是切除增生的前列腺组织，并没有把前列腺完全拿掉，剩下的腺体还是可以生癌的。

前列腺炎

前列腺炎是前列腺的另一种重要疾病，这是泌尿外科相当常见的一种疾病，据统计，40％的男性曾经受到前列腺炎的困扰，在门诊，每天都有很多愁眉苦脸的病人在徘徊。

前列腺炎的发生是有一定因果关系的，比如长期地留置导尿、近期膀胱或肾脏的感染、尿道外伤以及肛交等都是前列腺炎易患因素，在这些情况下，细菌都会更容易地进入尿道，造成前列腺感染。BPH 会造成尿液返流，因此，也是前列腺炎的一个诱发因素。

前列腺炎就是前列腺的感染，这是一种非常容易诊断而又非常难治愈的疾病，它的特点是平时症状隐隐作祟，若再急性发作会更加严重。

前列腺炎是一个广义的名称，以前对前列腺

炎的定义莫衷一是，在近几年，随着对前列腺基础研究的深入，已有了比较一致的看法。根据临床表现来分，前列腺炎包括以下四种疾病：急性细菌性前列腺炎，慢性细菌性前列腺炎，非细菌性前列腺炎和前列腺疼痛。有人又将细菌性前列腺炎称为感染性前列腺炎，这是指这种前列腺炎是由细菌感染引起，并不是说它会感染给别人。

急性或慢性细菌性前列腺炎都是由尿路细菌感染引起，此时尿细菌培养可以得到阳性结果，前列腺液中也有大量的炎症细胞。急性细菌性前列腺炎常突然发作，往往伴有发热及一些急需治疗的症状。慢性细菌性前列腺炎往往表现为反复的尿路感染，纵使应用抗生素治疗，尿细菌培养仍经常出现阳性结果。细菌性前列腺炎通过抗生素治疗后，尿培养可以转为阴性，但停止治疗后会再次发作，而反复发作的慢性细菌性前列腺炎往往多次感染，都由同一种细菌引起。引起细菌性前列腺炎的细菌多为大肠杆菌，这是一种肠道内的常居细菌，所以很难治愈，部分细菌性前列腺炎的患者为单一细菌感染，也有部分患者为两三种细菌的混合感染。

非细菌性前列腺炎患者的前列腺液中也有大量的炎症细胞，但却没有尿路感染的症状，尿细菌培养也无细菌生长。

前列腺疼痛的症状仅仅是疼痛，既没有尿培养的阳性结果，也没有前列腺液检查的异常发现。

由于不同类型的前列腺炎治疗是不同的，非细菌性前列腺炎应用抗生素治疗是没有效果的，而细菌性前列腺炎没有抗生素却是无法治疗的。所以，必须首先确定患的是那一类前列腺炎。

 前列腺疾病会对人体造成什么危害？

前列腺增生是老年常见的疾病，50岁以上的男性有一半会出现临床症状，如尿频、尿急、尿流细弱、尿不尽等排尿障碍。如不正确治疗，病情会逐步恶化，严重时可发生急性尿潴留、泌尿道感染、结石、肾积水、血尿、肾功能衰竭等。但是许多人未认识到这是一种进行性疾病，应该早期就积极治疗。据调查，只有约1/3的患者去求诊，通过正规渠道得到治疗的患者更是屈指可数，使大量患者失去了药物治疗的良机。

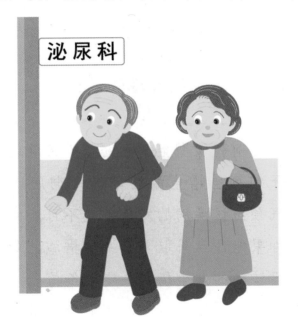

　　虽然对大多数老年男性来讲，良性前列腺增生（也就是我们平常所说的前列腺肥大）是一种很难避免的疾病，但并非所有的前列腺肥大患者

都要进行手术治疗。据资料统计，目前在所有因前列腺肥大而接受治疗的患者中，需要手术的不足 20%，并且，这 20% 中的绝大多数都是因为前列腺肥大发生了并发症而接受手术治疗的。前列腺肥大的并发症不仅增加患者的痛苦，而且一旦拖延不加以治疗，还会导致许多严重的后果，此时再治疗前列腺肥大恐怕为时已晚了。

如何预防前列腺增生症？

年龄是前列腺增生发病的基本条件之一，此外，由于前列腺增生的病因尚未彻底明了，因此，彻底预防该疾病的发生也是不可能的，但是生活中如果能注意采取下列一些措施，对减轻病情或推迟该病的发生仍有一定的价值。

首先，必须做到戒酒，不能够大量饮酒或酗酒，因为酒精成分最容易诱发前列腺充血水肿，大量饮酒，酒中的毒素积聚，破坏了人体的免疫系统，使人体的防御功能下降，细菌、病毒或其

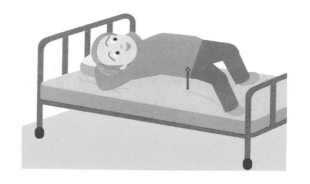

他微生物容易入侵，引起感染或病情复发。大量饮酒时，体内血管扩张，特别是前列腺含有较多的毛细血管扩张、充血后，导致前列腺体积突然增大，加重对尿道压迫，出现排尿困难或者出现尿潴留。其次，尽可能减少辛、辣、酸、凉等刺激性食物的选用，例如辣椒、胡椒、洋葱、大葱、韭菜、醋酸和冷饮等，道理与饮酒如出一辙，避免因这些食物的刺激而诱发前列腺充血。另外，建议多吃新鲜蔬菜与水果，也应该养成多饮水的习惯，不能因为有些排尿方面的症状而减少饮水，这样反而会加重症状，但也不适宜多饮含有刺激性的饮料。据有关资料介绍，山茱萸、干贝、草莓、栗子、饴糖、芡实、胡桃等食品，可以帮助缓解因前列腺增生症造成的尿频、尿失禁等症状。少吃或不吃高脂肪饮食，因为体内脂肪成分太多，胆固醇的含量也必然增加，于是睾酮之类的雄激素水平也会上升，对前列腺增生症的防治不利。何况患上前列腺增生症的多数是老年人，本身易患冠心病、动脉硬化、高血压等病，也不允许太多的脂肪饮食。另外，通过研究发现，豆类食品，比如大豆、豆腐等含有少量植物雌激素，食用后有减少发生前列腺增生、前列腺癌的作用。美国、日本等国家研究发现咱们的绿茶也有类似作用，因此，多饮绿茶也有一定的预防作用。

防止性生活过度和放纵欲念，杜绝性交中断和手淫习惯，因为这些都可以造成睾丸和前列腺体的过度充血，久之睾丸容易发生萎缩，并引起前列腺增生。性生活会加重前列腺的充血，使前列腺体积暂时性增大，射精时膀胱颈部组织收缩，可能导致排尿困难，所以，恣情纵欲肯定有害。另一方面，因前列腺增生而不敢过性生活显然也不可取，这不仅因为性生活是老年人心身健康的重要标志，而且一味禁欲，老年男性的性积聚得不到适当排泄，会因为生殖器敏感性增加，更容易引起外生殖器勃起和加重前列腺的反复充血，反而对疾病不利。

要养成有规律性排尿的习惯，千万不要憋尿。要按时排尿，例如每 2～3 小时必去排尿一次，即使尿量不多或尿意不甚。因为这样对于形成膀胱壁肌肉的有规律收缩，以及尿道部肌肉的有规律松弛，都有一定的好处。经常户外活动和体育锻炼，帮助促进前列腺的血液循环。注意保暖，尤其是注意下半身会阴部的保暖，道理与前列腺炎的预防保健一样，任何夏日里贪图凉快，睡眠时未盖被，寒天里少衣服等，都容易寒邪入体，造成前列腺及周围的肌肉群发生痉挛性收缩，从而加重前列腺增生症的症状。防止感冒、不要熬夜、避免疲劳、注意休息等，以帮助人体有良好的抵抗力。为使前列腺局部血循环改善，使肌肉功能变好，经常做提肛运动，即收缩肛门的运动，也有一定的预防作用。

要加强锻炼，增强体质。锻炼不仅可推迟衰老过程，也可延缓睾丸的自然衰退，对防止前列腺增生有益。除了进行平时习惯的体育锻炼之外，做如下两种运动保健体操，对于加强膀胱、尿道、会阴、直肠、肛门等部位的肌肉功能有一定的帮助，也有助于排尿功能：

（1）仰卧位，两手臂上举后枕于头下，两腿伸直并稍分开，用力收缩臀部肌肉，同时肛门紧缩上提，呼吸 3～6 次，然后放松肌肉，重复 3～5次。

（2）仰卧位，两手枕头，膝关节弯曲，脚掌放床面，两脚分开用力将背、腰、臀部向上挺起，同时收缩会阴及肛门部肌肉，呼吸 3～6 次，然后放松肌肉，重复 3～5 次。

及时治疗其他疾病。因为许多疾病都容易连累到前列腺，应该趁早治疗，比如前列腺炎及前列腺附近的后尿道炎细菌反复感染，炎症刺激容易诱发前列腺增生。保护睾丸，如果睾丸有病变，容易发生早衰。

前列腺增生患者约 60% 出现过尿潴留。患者一般在排尿困难的基础上突然排不出尿，尿意窘迫，辗转不安，非常痛苦。为了减少急性尿潴留的发生，患者应限制饮食，避免受凉、感冒、劳累，切记不要憋尿，保持大便通畅，谨慎使用阿托品、颠茄片等抗副交感神经药物。患有糖尿病的前列腺增生患者要特别注意膀胱神经功能状态，通过控制血糖，口服维生素 B_1 和维生素 B_2 片延缓神经源性尿潴留的发生。

 如何预防前列腺癌？

1. 膳食：据调查，在高学历人群的饮食中，动物性食物的消费量已经超过谷类。这种西化的富裕型膳食提供的能量过高、膳食纤维过低，对预防癌症极为不利。

美国西雅图癌症防治研究计划主任约翰·波特说："肉类最多只能作为饮食的一种点缀，

而不能成为饮食的中心部分，否则会增加患结肠癌的危险。"现已证实，很多癌症的发生都与膳食有关。为此，我国的营养学家再次修订了《中国居民膳食指南》，以期从营养的角度来防止癌症等多种疾病。其中，第一条是"食物多样，谷类为主"。我们提倡多吃谷类食物，对大米、面粉也不要研磨太精，否则，谷粒表面所含的对人体有利的维生素和膳食纤维就会损失很多。平时要尽量少吃烧烤、油炸、腌制、发霉变质的食品。

蔬菜中含有成分不等的抗癌物质。日本国立癌症预防研究所于1997年按顺序排出了对恶性肿瘤有抑制效应的蔬菜名单，它们是红薯、芦笋、花椰菜、卷心菜、菜花、西芹、茄子皮、甜椒、胡萝卜、金花菜、苤蓝、芥菜、雪里蕻、西红柿、大葱、大蒜、黄瓜和大白菜等。吃新鲜的水果和适当饮茶也有抑制癌症的作用。

目前，已知有许多诱发前列腺癌的危险因素，例如性活动影响、环境污染、食物营养、体重、遗传等。在诸多危险因素中，最具个人预防意义的，便是诱发前列腺癌的饮食因素，这不仅是食物营养会直接与体内胆固醇数量多少有关，并且由此涉及到睾酮为代表的雄激素水平的高低，还会影响到一个人的体重。美国癌症学会曾报道，与正常体重水平相比，超重男子前列腺癌发生机会，要比理想体重者增加30％左右。关于饮食预防要特别关注以下几个方面：

（1）脂肪性食物摄入过多：美国旧金山的中国和日本移民，前列腺癌的发病率要比本国人高出3～7倍，其中一个很重要的因素就是脂肪性食物比本国人要吃得多。毫无疑问，前列腺癌的发病率，西方国家要明显高于东方国家，为什么会这样呢？其中重要的一点即东西方食物结构的差异有关，西方食物纤维少，脂肪多，东方食物纤维多，脂肪少。若将饮食中谷物淀粉、动物脂肪和其他成分三者的进食比例按序比较，西方约为35％、40％、25％，而东方约为80％、6％、

14％，足见脂肪的摄入比例东西方差异甚大。现在认为饮食总热量中，脂肪所占比例30％是过高，不高于20％比较合理，10％是一个健康水平。许多研究都证实，过多脂肪摄入是前列腺癌发病的关键问题，因为脂肪成分过多，人体内因脂肪中的胆固醇转化成雄激素，尤其是其中转化成睾酮的比例骤然增加，恰恰前列腺癌的发病与雄激素的数量增加休戚相关。

（2）大豆蛋白类食物摄入过少：东方国家前列腺癌发病率低的缘故，还与饮食中以大豆为主的大豆蛋白类食物摄入较多有关。因为，此类食物中含有丰富的植物性雌激素，其化学结构与人体内的雌激素化学结构相似，对雄激素有一定的抑制与抵消作用，这对于防止前列腺癌的发生有帮助。反之，大豆蛋白类食物摄入过少，这方面的有利因素便会减弱或消失，助长了雄激素激发前列腺癌的影响。

（3）绿茶饮用过少：中国、日本等国的人群，常有饮用绿茶的习惯，因为，此类茶叶中所

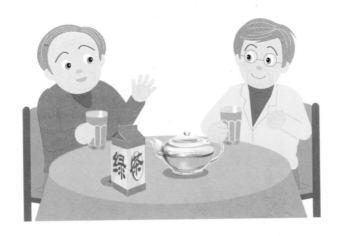

含有的儿茶酸成分，能够抑制前列腺癌。动物实验证实，对于已种植前列腺癌的裸鼠，采用绿茶中的儿茶酸处理，结果前列腺癌的体积居然缩小了。西方国家饮用绿茶的习惯远未养成，或许这又是一个前列腺癌高发生率的因素。

（4）食用含硒或维生素 E 食物过少：国外的学者在采用硒治疗非黑色素性皮肤癌时意外发现，给予硒的人，前列腺癌的发病率很低。另外，有报告说到，采用足够量的维生素 E，也可以抑制前列腺癌的发生。这两项研究表明，多食用含硒或含维生素 E 的食物也许对于预防前列腺癌的发生有一定的好处。

当然，有关诱发前列腺癌的饮食因素远非这些，可能还有更多的内容。从预防的角度做一个简单总结，有如下几点建议：

①食物总热量中脂肪低于 20％。

②每日豆制品食物至少 20％～40％。

③硒每日 200μg，或多吃新鲜蔬菜和水果。

④维生素 E 每日 400～800IU，或多吃新鲜蔬菜和水果。

⑤养成饮用绿茶的习惯，但也不宜太浓。

2. 吸烟：老年人大多知道吸烟有害健康，

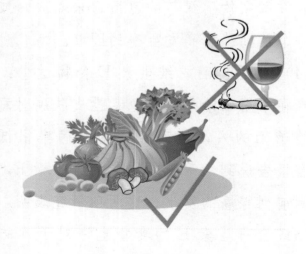

但吸烟容易导致哪些疾病，只有 5% 的人能够做出正确回答。

当前危害人类生命健康的四大疾病（癌症、脑血管病、心脏病、呼吸系统疾病）都和吸烟有关。香烟点燃时所产生的烟雾中含有 2000 种以上的有害化学成分，有 40 余种致癌物质。在全部癌症病人中，有 1/3 以上与吸烟有关。所以，要降低癌症的发病率，首先就要把吸烟率降下来。

3. 饮酒：在我国，很多人喜欢把宴请作为扩展业务、做生意的手段，不但经常进食较多的鸡鸭鱼肉、山珍海味，也同时享受好烟酒。而国外癌症研究机构认为，过量饮酒会诱发癌症。如果一天饮用含乙醇（酒精）超过 10g 的酒，患癌症的危险性就会明显增大。10g 酒精相当于饮用酒精度 5% 的啤酒 200ml。在全部癌症中，约 3% 是由饮酒引起的。酒精能够抑制免疫系统，降低肝脏的解毒功能，使胃增加对致癌物的吸收。吸烟和饮酒有致癌的协同作用，所以，为了防癌最好不饮酒。

4. 紧张：有证据表明，过度紧张、长期忧愁等负性情绪是一种促癌因素。所以我们提倡劳逸结合，注意减轻心理压力，培养革命乐观主义精神，保持愉快的情绪和正常的精神状态，这是防癌所必需的。

5. 生活不规律：部分老年患者对于时间的利用率很高，经常饥一顿饱一顿，有时不吃早餐，有时又暴饮暴食，加上经常开夜车，睡眠无保障，生活无规律，使体内的免疫功能下降，而这正是癌症高发的原因之一。

6. 锻炼：研究证明，适当的体育锻炼可以提高人的免疫功能和抗病能力。每日做半小时快步走、跑步、太极拳、舞蹈、气功、体操、球类运动，并持之以恒，可以减少癌症的发病率。

7. 最重要的在于增强防癌意识，重视健康体检。近年来，癌症的发病率呈明显的上升趋势，我们身边的很多亲友和同事，昨天还在与我们谈笑风生，今天就被确诊为癌症晚期，不久就离我们而去。的确，90%的早期癌症是没有明显症状的，必须靠专业普查才能发现。而绝大多数癌症患者都是在出现症状时才去检查，但此时往往已发展到中晚期，失去了最佳治疗时机。就目前的医学发展水平而言，只有早期癌症才能治愈，而只有依靠专业的防癌普查才能发现早期癌症。因此，提醒大家：

（1）加强防癌意识，重视健康体检，尤其是45岁以上的人群和有肿瘤家族史的人群更要重视。

（2）一般情况下，一次健康体检只能管3～6月。如果没有特殊情况，我们建议适龄人员每年至少做一次健康体检，以便做到早发现、早诊断、早治疗。

（3）进行防癌普查一定要选择有实力的医院和专业普查队伍。这样，如果在体检时发现问题，可以继续得到查、诊、治系列服务，避免重复检查、浪费时间和延误诊治。

你知道如何保护前列腺吗？

要想保护好前列腺，必须注意以下几点：

1. 检查包皮是否过长，过长者要及早做包皮环切手术，防止细菌藏匿并经尿道逆行进入前列腺。

2. 及时清除身体其他部位的慢性感染病灶，防止细菌从血液进入前列腺。

3. 树立正确的性观念，避免性生活过频。可用运动等方式释放能量，防止前列腺因性生活过频而充血。

4. 养成即时排尿的习惯，因为憋尿可使尿液反流进入前列腺。

5. 不久坐和长时间骑自行车，以免前列腺血流不畅。

6. 加强性格修养，多谈心、广交友，心胸豁达，乐观向上。

7. 养成良好的生活习惯，不吸烟、少饮酒。

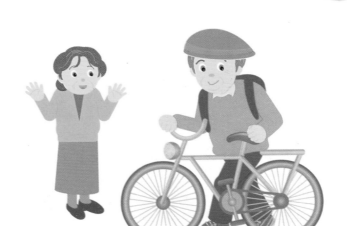

另外，有一首"八多八少"的歌谣，大家不妨借鉴：少烟多茶，少酒多水，少糖多果，少肉多菜，少盐多醋，少怒多笑，少药多练，少车多步。

8. 不少人总是在患重病或进入老年之后，才考虑健身锻炼的问题，实际上这是一种误区，健身锻炼最好是中年就开始，最迟不能超过50岁。养生专家们主张，进入50岁就应开始健身锻炼，并从锻炼、饮食、情绪、社交等方面入手。

健身锻炼，持续不断。锻炼须持之以恒，每

周至少 3～5 次，每次锻炼半小时。选项可因地制宜，因人而异，具体时间可从实际出发，可以是早晨，也可以利用空余时间。

科学进食，平衡营养。做到饮食有节，粗细搭配，荤素得当，少食多餐，不偏食，均衡摄入各种营养。

多喝开水，少晒太阳。人到 50 岁，体内易缺水，要养成每天清晨喝一杯凉开水的习惯，每天至少喝 2500ml 水，以便清除体内"垃圾"，降低血黏度，改善循环系统功能。因为过度日晒对皮肤、眼睛都会造成伤害，同时，紫外线的过度刺激，还会增加皱纹和老年斑。

控制情绪，减少烦恼。据专家研究显示，不良情绪会损害免疫系统的功能。因此，要时刻保持良好的心态，坦然面对各种意外事件的发生。要记住，人生不遂意事十有八九，既来之，则安之，这样就能减少烦恼。

多用大脑，激活脑细胞。大脑用进废退，人老脑先老。50 岁后应勤用大脑，经常读书看报，学习各种技能，使业余生活丰富多彩，这样才能激活脑细胞，减缓记忆力下降的速度。

广交朋友，增强自信。良好的社交关系是人身心健康的标志之一。50岁以后应广交朋友，并有几个能倾诉心声的知心朋友。据专家研究显示，良好的社交关系，可以降低人体血液中的肾上腺素，促进记忆，减少抑郁情绪，防止意志消沉，消除沮丧心理，增强自信心。

 ## 为什么说热水坐浴疗法有效？

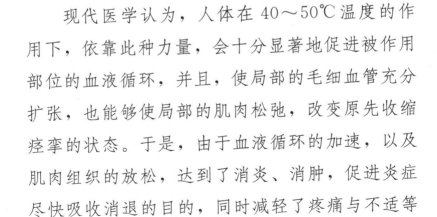

现代医学认为，人体在40～50℃温度的作用下，依靠此种力量，会十分显著地促进被作用部位的血液循环，并且，使局部的毛细血管充分扩张，也能够使局部的肌肉松弛，改变原先收缩痉挛的状态。于是，由于血液循环的加速，以及肌肉组织的放松，达到了消炎、消肿，促进炎症尽快吸收消退的目的，同时减轻了疼痛与不适等症状。

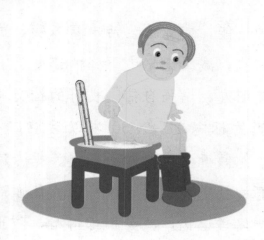

　　热水坐浴时，可取一个能容人坐入的大盆，里面放入 40～42℃的热水，水的深度至少为盆高的 1/2。病人先排尽尿液和排空大便，臀部坐在盆中，要求全部会阴部，包括阴囊在内，全都浸没在水中。每次坐浴时间为 20～30 分钟，如果在坐浴过程中，尤其是寒冷的冬季，水温很快下降时，可以续加热水，以保持预定的水温。热水坐浴一般每日至少进行一次，最好能早晚各一次，持之以恒地进行坐浴，再配合其他治疗，必将收到事半功倍的效果。前列腺炎患者经热水坐浴后，会有一种温暖、舒适和轻快的感觉。

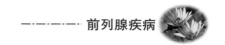

 ## 怎样进行前列腺按摩？

　　前列腺按摩作为治疗慢性前列腺炎的一种方法，在医学上仍然存在不少争议。主张者认为，

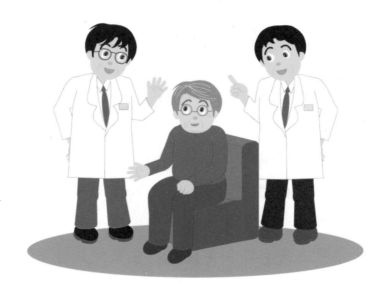

　　发生慢性前列腺炎时，前列腺液可能会在前列腺内大量囤积，而前列腺液中或许还携带有不少的细菌，所以通过按摩帮助排出，对促进炎症消退有好处。持不同意见者认为，前列腺按摩由于机

械性地刺激前列腺，必然会加重前列腺的充血程度，这对炎症消退并不是太有利。为此，应根据病人的具体情况，决定是否定期采用前列腺按摩治疗。

采用定期前列腺按摩疗法，通常的做法是，每周按摩1～2次，连续4～8周为一个疗程。以后再视具体的病情变化而定。

 ## 前列腺疾病的饮食保健是什么？

1.前列腺增生症的饮食调理：首先得多饮水，以保证每日至少有1 500～2 000 ml的排尿量，才能十分有效地经常冲刷膀胱、尿道。即使这些泌尿道里有了细菌侵犯，在尿液的经常冲刷下，也会显著减少对前列腺逆行感染的机会。

其次，当然应该戒酒，至少不能够大量饮酒或酗酒。酒精成分最容易诱发前列腺充血的道理，已经成为家喻户晓的常识。

第三，在食物的选择上，虽然没有什么规

定，但是已经有了不成文的约定，那就是尽可能减少刺激性食物的选用，例如辣椒、胡椒、洋葱、大葱、韭菜等。道理与饮酒如出一辙，经常食用易生内热，俗话叫容易上火，会引起血管扩张与器官充血。当然，这些食物也容易激发前列腺充血。

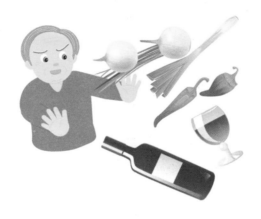

第四，建议多吃新鲜蔬菜与水果，特别提倡多吃一些含锌成分多的食物，例如苹果、南瓜、南瓜子、番茄、腰果、花生、芝麻和枣等，对前列腺炎康复有利。

第五，要少喝浓茶，浓茶喝得太多，茶里的鞣酸会刺激胃黏膜，也会妨碍消化功能而引起大

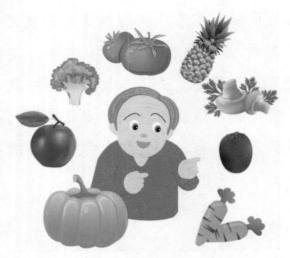

便干结。倘若肠子里积了不少大便，尤其在邻近前列腺的直肠聚积又干又硬的粪便，会妨碍盆腔脏器的血液循环，从而加重前列腺充血。

2. 前列腺癌的饮食调理：科学合理地调整饮食，对癌症的发生有预防作用。少吃或不吃熏制食品，因为这类食物含有亚硝胺一类的致癌物质。不吃烧焦的肉食品和发霉的粮食食品，因焦化的蛋白质有毒性，发霉粮食所含的黄曲霉素是一种强烈的致癌物质。

饮食要多样化和营养丰富，便于机体的自然选择利用。切忌偏食、嗜食，因为这种习惯可造成维生素和微量元素缺乏而易致癌症。因此，膳食中应多选用下列一些食物：

（1）多食富含维生索 A、维生素 C 的水果。诸如山楂、无花果、甘蔗、荸荠、猕猴桃、苹果、菠萝等，此等水果经动物实验证明确有抗癌、防癌的作用。

（2）常吃新鲜蔬菜。有人认为，卷心菜、芥菜、菜花、油菜、大蒜、胡萝卜、百合、扁豆、白菜等对癌症具有抑制能力，是理想的蔬菜。

（3）宜吃香菇、银耳、木耳、蘑菇等食物。这些不但是美味佳品，而且也是抗癌防癌的最佳食品。

（4）多吃有营养的干果种子类食物，如芝麻、南瓜子、西瓜子、花生、葡萄干、绿豆、豌豆、赤小豆、豆芽、马铃薯等。这些种子类植物均含有能阻止癌瘤启动因子活动的化合物。

（5）常吃些瘦肉、蜂乳、牛奶或酸奶、动物肝脏、紫菜、海带等。这些食物含有丰富的维生素和微量元素，营养价值很高，有预防癌症的作用。

3. 前列腺炎的饮食调理：饮食不当不但使病从口入，还可使病情加重。在饮食方面应尽量避免或少食辛、辣食品，多食蔬菜，蔬菜是我们膳食中极重要的组成部分，大家每天都食用，必不可少。随着近代对营养学的研究，已经证明蔬菜是维生素C、胡萝卜素、核黄素、纤维素、无机盐及多种微量元素的重要来源。这些物质对促进人体生长发育、维护人的健康是不可缺少的。某些蔬菜还有防治疾病的作用。有益于前列腺炎患者的蔬菜有冬瓜、南瓜、黄瓜、丝瓜、苦瓜、茄子、大白菜、芹菜、莴笋、黄花菜等。

 前列腺疾病患者怎样进行运动保健？

脑力劳动者的前列腺增生症的发病率明显高于体力劳动者。由此可见，运动锻炼对于控制前列腺增生的确有些作用。建议老年人每天坚持一定量的运动锻炼，如散步、慢跑、打太极拳、游泳等。运动可以增强体质，促进会阴部血液循环，对于前列腺增生症病人改善排尿或减少夜尿次数均有一定作用。

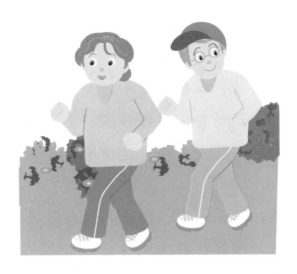

散步可使全身血液、骨骼、肌肉、韧带都活动起来。它能调节内脏功能的平衡，促进正常的新陈代谢，推迟细胞衰老。散步宜缓步而行，全身放松，手臂自然摆动，呼吸和谐，心怡神悦。散步不拘形式，速度快慢、时间长短，因人而异，应以劳而不倦，见微汗为度。应选择空气清新之地散步，对人体才有好处。

慢跑是一种简便而实用的运动项目，它对于改善心肺功能、降低血脂、提高身体代谢能力和增强机体免疫力、延缓衰老等都有良好的作用。慢跑还有助于调整大脑皮质的兴奋和抑制过程，促进胃肠道蠕动，增强消化功能，消除便秘等。进行慢跑运动，应持之以恒，制定计划，跑步前做好准备活动，运动量由小到大，逐渐增加，防止突然加大运动量出现疲劳感。应选择道路平坦的场所跑步，防止跌伤。运动中尤其要避免下腹部外伤。

另外，打太极拳、游泳等运动锻炼，也可以疏通气血，增强体质。

医学研究发现，运动能够鼓舞癌症患者接受积极的治疗，进而显著改善他们的生活质量。参加运动可以改善睡眠，增强体力，使忧虑、焦虑、恶心和疲劳等症状大大减少。运动能否阻止癌症复发尚无定论，但运动至少有助于患者重返正常生活，提高生存质量。

医学专家认为，癌症病人不仅应当参加运

动锻炼，而且有些锻炼项目对癌症病人具有极为重要的意义。如慢跑，专家分析，慢跑后每天获得氧气的供给比平时多8倍，慢跑还促使人出汗，汗水可以把人体内的许多有害物质排出体外，并能提高人体制造白细胞的能力。因此，慢跑可以说是抗癌的有力武器。实验也证明，机体处在运动状态时，每小时从血液中分泌出的干扰素较平时要增加一倍以上，而干扰素具有极强的抗癌作用，这在临床中已被证实。

前列腺癌症病人经过临床综合治疗以后，需要加强营养，参加适当的运动，这有利于尽快增强体质，提高免疫力，对疾病的康复大有益处。通过运动锻炼，不仅能改善心肺功能和消化功能，还能改善神经系统功能，提高机体对外界刺激的适应能力，解除病人大脑皮层的紧张和焦虑，有助于休息和睡眠。另外，运动可以改善人的情绪，消除忧虑和烦恼，在心理上减轻人体免疫系统的压力。

前列腺癌症患者，大多有情绪抑郁或精神创伤。对他们来说，经常散步、跑步，做柔软体操，做伸展运动，游泳或参加集体活动，可给他们带来身心愉快和欢畅，可帮助他们消除紧张情绪，减少忧愁，改善自我形象。运动还能锻炼意志，增强战胜癌症的信心和毅力。我们有理由相信，通过运动增强信心和毅力，加之合理的治疗，就一定能够控制癌症的发展。

脑 中 风

什么是脑中风？

脑中风就是脑血管病，由于供应人脑的血管产生病变，导致脑组织出现病损，而产生猝然昏倒、不省人事或突然发生口眼歪斜、半身不遂、说话不清、智力障碍等症状。由于发病快，变化迅速，古时人们无法了解其病因，以为是中了风邪，所以通常称为"中风"。从西医来说，应为脑卒中，是一种突然起病的脑血液循环障碍性疾病，又叫脑血管意外。是指由各种诱发因素引起脑内动脉狭窄、闭塞或破裂，造成急性脑血液循环障碍，临床上表现为一过性或永久性脑功能障碍的症状和体征。由于病人多表现为半侧身体活动不灵，故人们常俗称其为偏瘫，有时也称为半身不遂。

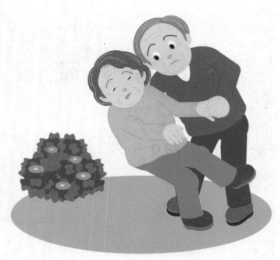

 脑中风有哪些形式？

　　脑中风分为缺血性脑中风和出血性脑中风。缺血性脑中风又叫脑梗死，包括脑血栓形成、脑栓塞、腔隙性缺血性脑中风和多发性缺血性脑中风及小中风，是指脑血管狭窄或闭塞，导致脑血流阻断而使脑组织发生缺血缺氧、软化甚至坏死，致使脑血管功能障碍，引起相关症状。出血性中风一般是指因脑出血（脑溢血）所引起的昏迷和瘫痪，按其病理改变可分为脑出血、蛛网膜下腔出血两类。

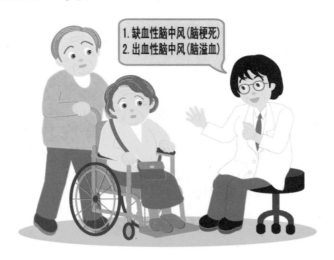

 脑中风的病因有哪些？

比较明确的产生脑中风的病因有以下几种：

1. 动脉损害所致：因血管壁产生病变后引起脑出血或脑血栓，如动脉硬化、血管炎、外伤、肿瘤、先天异常等；由于有心力衰竭、心房纤颤、传导阻滞、心瓣膜病引起脑供血不足或脑栓塞等。

2. 血管压迫所致：主要因血管受到压迫而产生病变，如颈椎病、肿瘤、异物等。

3. 血液动力学改变所致：因高血压、低血压等引起脑出血或脑梗死等。

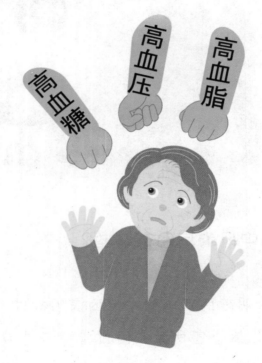

4. 血液流变学异常所致：由于高血脂症、糖尿病、高蛋白血症、脱水等导致的血液黏稠度升高等。

5. 血液成分改变所致：各种栓子（风湿性

心脏病伴房颤附壁血栓脱落，长骨骨折脂肪血栓，气栓子）、红细胞异常（红细胞增多症）、血小板异常（血小板积聚度增高，血小板增多症）、白细胞异常（白血病）、凝血因子异常（DIC，高凝状态）等均可使血液成分发生改变，而产生脑中风。

6. 一些继发因素：肿瘤（癌栓子，肿瘤坏死或侵袭动脉出血）。

脑中风的危险因素有哪些？

脑中风的危险致病因素主要有以下几个方面：

1. 危险性年龄：中老年人多见，约有90％的中风病发生于40岁以上的人。

2. 危险性疾病：①高血压病（主要指高血压第二期和第三期的患者）。无论是出血性中风还是缺血性中风，高血压是最主要的独立危险因素，血压与中风的发病率和死亡率成正比；在脑动脉发生病变的基础上，当病人的血压突然升高，就很容易引起中风。②心脏病。如风湿性心脏病、冠心病。特别是伴心律失常或心肌梗塞者，为缺血性脑中风的危险因素。心房颤动可引起栓子脱落造成脑栓塞。③血脂异常。极低密度脂蛋白、低密度脂蛋白是引起动脉粥样硬化的最主要脂蛋白，高脂蛋白是缺血性脑卒中的独立危险因素。④糖尿病。由于糖尿病患者胰岛 B 细胞分泌胰岛素绝对或相对不足，引起糖、脂肪和蛋白质代谢紊乱，其中以糖代谢紊乱为主。胰岛素不足使葡萄糖转化为脂肪而使葡萄糖的贮存量减少，大量脂肪被分解成甘油三酯和游离脂肪酸，尤以胆固醇增加更为显著，以致造成高脂血症，加速糖尿病患者动脉硬化。一般来说，糖尿病患者常伴有微血管病变和大动脉硬化两种病变。⑤急性脑血管病史。以往发生过短暂脑缺血发作和中风史，都是脑中风的重要危险因素。

3. 危险性习惯：饮食不节，暴饮暴食，长期吸烟，过度饮酒，过度劳累，超量运动或不愿活动者。饮酒和高血压关系密切，且为中风主要危险因素。酒精能促使血小板凝集，促发凝血反应和引起脑血管痉挛。烟草中含有大量的尼古丁，尼古丁可使人的体重下降、食欲减退，但同时又有胰岛素抵抗和皮质醇增加，这些都是导致血糖和血压升高的因素，最终形成以上原因导致中风。吸烟作为脑卒中的独立因素，及时戒烟对脑中风有预防作用，尤其是对 60 岁以下的高血压患者，或伴有心肌病、糖尿病及高脂血症等其他合并症的患者，更应该进行切实有效地戒烟。

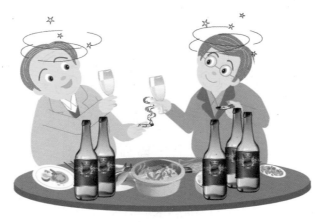

4. 危险性素质：肥胖、情绪不稳定（易悲伤、易怒）等。肥胖者内分泌和代谢功能紊乱，

血中胆固醇、甘油三酯增高，高密度脂蛋白降低等因素有关。此外，胖人还常伴有糖尿病、高血压、冠心病等疾病，这些都是中风的危险因素。

5. 妊娠和药物使用：妊娠可增加中风的危险性，高浓度的雌激素可促进血小板的黏附和增殖，导致某些凝血因子如内皮素及血管壁的改变，可能是导致中风的主要原因。口服避孕药（雌激素含量＞50 mg）是缺血性中风的危险因素。一些药物，如鸦片制剂、苯丙胺、可卡因等易诱发中风，可能是药物的直接作用或用药的并发症所致。

6. 遗传因素：家庭中有中风病人，其子女的发病可能性明显增高。

7. 危险性季节和发病时间。中风好发于秋冬季，并且，清晨是中风的好发时刻。

 急性脑中风的危险有多大？

在脑中风当中，蛛网膜下腔出血的死亡率最

高，在发病 24 小时之内死亡者可达 61%～82%，脑出血 24 小时死亡率为 16%～35%，缺血性脑中风一周内的死亡率为 2%～5%。存活病人中致残率也很高，往往留下运动、语言、认知等方面的后遗症，在生活自理、参与工作与社会活动方面存在障碍，给病人个人、家庭以及社会造成很大的负担。

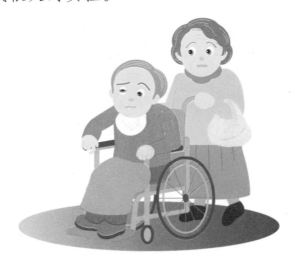

 脑中风发作前有哪些前兆？

大量临床经验证明，只有少数病人在中风之

前没有任何征兆，绝大多病人都有以脑部瞬间缺血的表现而发出的各种信号。

1. 瞬间失明或者视力模糊，这个兆头一般持续时间很短，仅仅几秒钟，但少数人可达数分钟。这是因为大脑后动脉变窄，供血不足，影响了枕叶的视觉中枢。

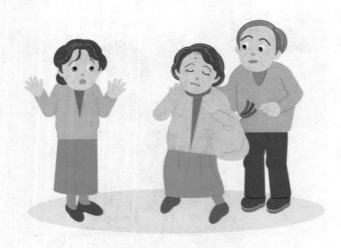

2. 出现难以忍受的局限性头痛，形式和平常完全不同，如头痛由全头痛变为局限性头痛，间歇性头痛变为持续发作，或者伴有恶心、呕吐等症状，这常是蛛网膜下腔出血或者脑溢血的先兆。

3. 一侧肢体突发无力或活动不灵。时发时停，不能自主。

4. 出现一侧上下肢、半侧面部或口周的阵阵麻木。

5. 出现嗜睡状态，整日昏昏沉沉，总想睡觉。

6. 说话吐字不清，一侧口角无力，流口水。

7. 突然出现原因不明的跌倒。

8. 原因不明的局部或全身抽搐。

9. 鼻出血，特别是频繁性鼻出血，则常为高血压脑出血的先兆。

10. 出现精神改变，如突然出现记忆力减退，性格改变或精神失常者。

11. 其他，如有心脑血管疾病者，出现频繁的无诱因哈欠等。

 脑中风后有哪些后遗症？

1. 麻木：麻木是脑中风后遗症中比较常见

的，表现为患侧肢体末端，如手指或脚趾、或偏瘫侧的面颊部皮肤有蚁爬感觉，或有针刺感，或表现为刺激反应迟钝。麻木常与天气变化有关，天气急剧转变、潮湿闷热，或下雨前后、天气寒冷等情况下，麻木感觉尤其明显。

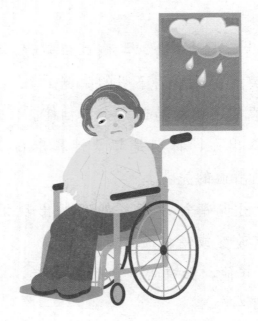

2. 嘴歪眼斜：一侧眼袋以下的面肌瘫痪。表现为鼻唇沟变浅，口角下垂，露齿。鼓颊和吹哨时，口角歪向健侧，流口水，说话时更为明显。

3. 中枢性瘫痪：中枢性瘫痪，又称上运动神经元性瘫痪，或称痉挛性瘫痪、硬瘫。主要表现为肌张力增高，腱反射亢进，出现病理反射，呈痉挛性瘫痪。

4. 周围性瘫痪：周围性瘫痪，又称下运动神经元性瘫痪，或称弛缓性瘫痪、软瘫。表现为肌张力降低，反射减弱或消失，伴肌肉萎缩，但无病理反射。

5. 偏瘫：又叫半身不遂，是指一侧上下肢、面肌和舌肌下部的运动障碍，它是急性脑血管病的一个常见症状，也是常见的脑中风后遗症。

6. 语言障碍：失语是脑血管病的一个常见症状，主要表现为对语言的理解或表达能力全部或部分丧失。

7. 失认：失认是指病人认识能力的缺失，它包括视觉、听觉、触觉及对身体部位认识能力的缺失，是脑中风的症状之一。

8. 失用：失用，即运用不能，病人肢体无瘫痪，也无感觉障碍和共济失调，但不能准确完成有目的的动作。失用包括：观念运动性失用、观念性失用、结构性失用、穿着失用、口—面失用和肢体—运动性失用。

 ## 脑中风病人应如何掌握运动量？

适度运动可以预防脑中风的复发。但对于中风病人，如果伴有高血压、糖尿病等中风危险疾病时，需要充分考虑高血压、糖尿病等的运动方案，根据个体实际情况制定方案。在运动期间要经常监控血压，运动前后都要测量。若运动后血压超标严重，说明运动量过大，需调整。也可能是药物不当，应在医生指导下调整药物、用量或服药时间等。运动方式的选择上要结合自己的特点，选择合适的运动方式、运动强度及运动时间。运动时间的选择上，最好选在上午7～10点，冬天选择气温较高的时间段，夏天则应选择凉爽的时间段。还要穿着舒适、保暖的衣服，注意补充水分，坚持多次少饮的原则。

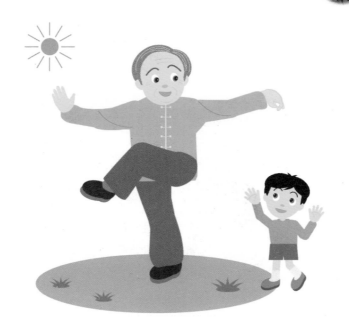

 怎样预防脑中风的发生？

预防中风，就要把中风的危险因素尽可能降到最低。具体做法如下：

1. 控制高血压、高脂血症、糖尿病、心脏病等易诱发脑中风的病症。高血压病人要保持情绪平稳，少做或不做易引起情绪激动的事，要遵医嘱服用降压药物，保持血压稳定。患有高脂血

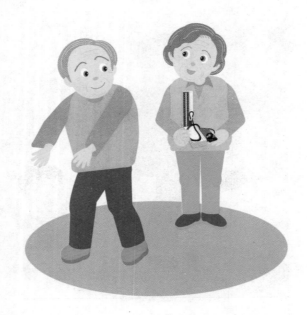

症或肥胖者，关键是建立健康的饮食习惯，多吃新鲜蔬菜和水果，少吃脂肪高的食物如肥肉和动物内脏等，还要遵医嘱按时服用降血脂药物，以防治动脉粥样硬化，糖尿病与其他疾病如心脏病、脉管炎患者等也要时刻注意病情的控制，以防引起脑中风。

2. 注意中风的先兆，及时采取必要措施：大部分病人在脑中风发作前都有一定的症状，如常有血压升高、波动，头痛头晕、手脚麻木无力等先兆，发现后要尽早采取措施加以控制，积极治疗，防止其发展为脑血栓形成。

3. 注意气象因素的影响：季节与气候变化会使高血压病人情绪不稳，血压波动，诱发脑中风，在这种时候更要防备中风的发生。

4. 在饮食上要清淡有节制：日常饮食注意多吃果蔬，果蔬中含有大量维生素 C，维生素 C 的浓度越高，脑中风的发病危险就越低。维生素 C 还是一种有效的抗氧化剂，能够清除体内自由

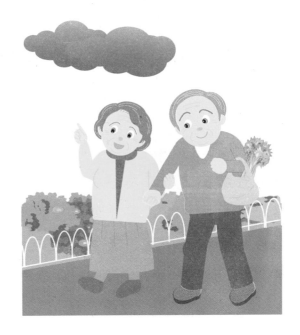

基降低患心脏病和脑中风的风险。另外，蔬菜水果中富含膳食纤维，可以起到抑制总胆固醇浓度升高，防止动脉硬化、预防心血管疾病及脑中风的作用。

5. 戒烟酒，适量活动，保持平和心态，戒急戒躁，情绪平稳。

 预防脑中风有哪些保健按摩方法？

1. 头皮按摩：双手十指张开，手指接触头皮，从前往后梳理头发直至项后，按揉颈部，连续10次，可以改善供血，辅助治疗头晕、头痛等。

2. 眼部按摩：活动眼球，眼球以顺时针和逆时针方向转动，达到运动目的。黎明时，两手互相摩擦，感觉发热后，将手掌覆于两眼上，反复3次，后将食指、中指、无名指轻轻按压眼球片刻。可以明目、养神，还可以调节心率与血压。

3. 面部按摩：两手张开，从前额至下颌，以及太阳穴、鼻梁两侧，用指腹按揉。可以防治头痛、头晕，改善感冒、鼻塞症状。

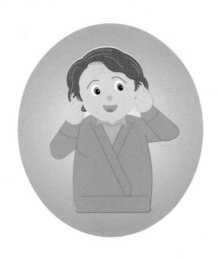

4. 耳部按摩：用两只手掌按压耳孔再突然放开，连续做 10 次，再用双手拇指、食指将耳廓由上至下按摩 30 次、耳垂按摩 30 次，以耳部感觉发热为度。可以清脑醒神，预防脑中风。

5. 舐腭、叩齿、吞津：舌尖要经常抵在上腭处，以增加唾液分泌。上下牙齿要经常叩击，以固齿生津。唾液不宜经常吐掉，而应咽下，以帮助肠胃消化，增进食欲。

6. 经常捶背：两腿分开站立，全身放松，两手半握拳，转腰，两拳随腰部转动，前后交替叩打背部及腹部，左右转腰一次，可连续做3～5分钟，逐渐叩击各个部位，叩击先下后上，再自上而下。捶背可以促进气血运行，调和肌体机能，预防脑中风。

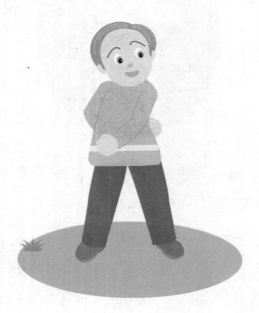

7. 脚部按摩：用温水泡脚后，一只手握脚趾，另一手摩擦足心100次，以热为度，两脚交替摩擦。可以兴奋神经，使神经和内分泌活动更

加协调，增强大脑和心脏功能，防治脑中风。

 ## 预防脑中风进行热水浴要注意什么？

　　沐浴时水温要适合，不可太热，尤其不要在热水中浸泡时间过长，以免造成全身血管扩张，心脑供血量减少，诱发缺血性脑中风。

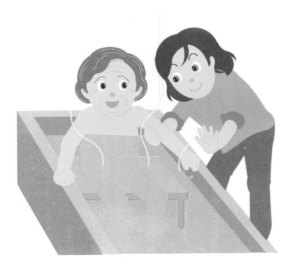

热水浴时要注意避免冷风直吹。

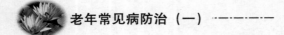

不宜过饥时进行热水浴，易造成低血糖晕厥。也不宜饱食后进行热水浴，否则易造成心脑缺血。还要避免"晕澡"，即热水浴时出现头晕、恶心、胸闷、口渴、大汗淋漓等症状。

糖 尿 病

 什么是糖尿病?

　　糖尿病是一种常见的内分泌代谢疾病,有一定的遗传倾向,是由于绝对或相对胰岛素分泌不足,或由于某些抗胰岛素作用的因素影响其生理作用所导致的血中葡萄糖水平过高的状态,引起糖、脂肪、蛋白质、水、电解质及酸碱平衡的紊乱。糖尿病可发生于任何年龄,临床上常无早期症状,随着血糖的增高才出现"三多一少"即多饮、多尿、多食、消瘦等症状,病程长者可累及

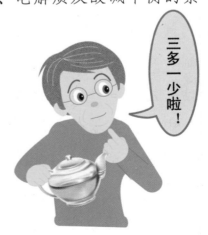

三多一少啦!

心脑血管、肾脏、神经系统、眼睛，出现心肌梗塞、中风、尿毒症、失明，严重者影响病人的生活质量，甚至死亡。另外，在感染、劳累或其他应激情况发生时可引发酮症、高渗昏迷，而且，糖尿病人由于抗感染能力差，很容易并发尿路感染、结核、疖、痈等感染性疾病。

 ## 糖尿病可以根治吗？

由于糖尿病的病因比较复杂，属于一种由遗传因素和环境因素共同作用引起的代谢综合症，目前还没有行之有效的根治办法。尽管目前糖尿病尚不能根治，但糖尿病并不可怕，可以完全控制，可以像正常人一样的生活、工作。糖尿病慢性并发症的产生与病情控制的好坏有密切关系，其中包括血糖、血脂、血压、体重、戒烟等，所以病人应长期控制好病情防止并发症的出现。现在随着糖尿病患病人数的不断增加，各种治疗糖尿病的宣传也铺天盖地而来，"可以不服药"、

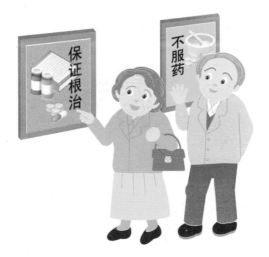

"保证根治"的广告比比皆是，其目的归根结底
只是一条，就是高价让你购买他们宣传的药或保
健品，有些患者轻信这些广告，停止正规治疗，
服用几个疗程之后，复查血糖发现血糖升高甚至
引发酮症，导致病情延误。得了糖尿病之后，一
定要到正规的医院接受正规的治疗，以免耽误病
情，影响治疗效果。

 糖尿病分几种类型？

根据糖尿病病因，目前糖尿病大致分为四种

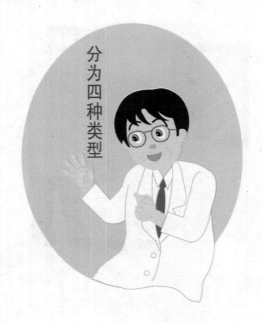

类型：

1. 1型糖尿病：由于胰岛 B 细胞破坏而使其胰岛素的分泌减少，通常引起绝对的胰岛素的缺乏。此型又分为两种类型：一种为自身免疫性糖尿病，占 1 型糖尿病的大多数，是由于胰岛 B 细胞发生了细胞介导的自身免疫性损伤而引起的。多见于儿童和青少年，起病急，有明显的多饮、多食、多尿、消瘦，常有酮症倾向，需要胰岛素治疗。另一种为特发性糖尿病，占 1 型糖尿病的一小部分，病因不是十分清楚，有很强的遗传性，发生某些特殊的种族。

2. 2 型糖尿病：以显著的胰岛素抵抗（胰岛素需要超过正常量才能发挥应有的作用）为主，伴有胰岛素相对不足，或有胰岛素分泌不足伴有或不伴有胰岛素抵抗所致的糖尿病，大约占糖尿病发病人数的 90% 以上，多见于中年人，起病隐匿，早期临床表现不明显，有时要历经数年才被发现。

3. 特殊类型糖尿病。根据病因和发病机制分为以下 8 种类型：

（1）胰岛 B 细胞功能遗传缺陷引起的糖尿病，如线粒体糖尿病。

（2）胰岛素作用的遗传缺陷所致的糖尿病，如多囊卵巢综合征。

（3）胰腺外分泌的疾病引起的糖尿病，如胰腺炎、胰腺切除、胰腺肿瘤等。

（4）内分泌疾病引起的糖尿病，如库欣综合征、甲状腺机能亢进等。

（5）药物或化学物质诱发的糖尿病，如糖皮质激素、甲状腺激素等。

（6）感染，如巨细胞病毒、风疹病毒等引起胰岛 B 细胞功能的破坏引起的糖尿病。

（7）免疫介导的罕见类型糖尿病。

（8）其他遗传综合征伴糖尿病。

4. 妊娠糖尿病：是指妊娠期间发现的糖尿病或葡萄糖耐量低减的患者，不包括妊娠前已知的糖尿病患者，一般在分娩后 6 周需重新行糖耐量检查，重新确认归属，有些人可能血糖会恢复正常。

 得了糖尿病怎么办？

患者得了糖尿病后，不论病情轻重，一定要以科学的态度对待疾病，竭力保证乐观心理，稳定情绪，急躁焦虑只能加重病情。但也不能盲目乐观、轻视病情，出现了并发症则悔之晚矣，错过治疗时机。要到正规医院接受正规治疗，不要轻信街头巷尾的游医广告，保持与专科医生的长期沟通，定期门诊，积极参加各种类型的糖尿病教育活动，时刻提醒自己，规范健康的生活方式，掌握自己的命运，提高生存质量。

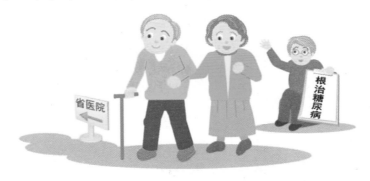

　　病人要充分认识到糖尿病并不可怕，它是完全可以控制的，可以像正常人一样的工作、生活。第一，要树立起战胜疾病的信心。第二，糖尿病是一种慢性终身性疾病，目前尚无根治的办法，要做好长期与疾病做斗争的思想准备。第三，糖尿病慢性并发症的产生与疾病控制的好坏（包括血糖、血脂、血压等）有密切关系，故病人要长期控制好化验的各项指标。

　　悲观失望也好、不管不顾也罢都是错误的，都对疾病的控制不利。糖尿病患者不要轻信诸如

"根治糖尿病"、"代替胰岛素的口服药"等欺骗性的宣传。未经国家批准的药物不可轻率使用，否则会上当受骗，不但经济受损，还可能延误治疗。对于一些企业、个别医院宣传的可以"根治糖尿病"的方法、药物等，应征求省级以上医院内分泌专科医生的意见，以判断是否真实、有效。

 糖尿病有哪些危害？

糖尿病的危害性，在于长期控制不佳的糖尿病会并发各种急、慢性并发症，尤其是以糖尿病所特有的全身神经、血管慢性并发症日趋增多，程度加重，影响生活质量，甚至致残、致死。

由于糖尿病病程冗长，常可危害人体各器官，长期"泡"在"糖水"中，导致心、脑、肾、神经、眼睛等多脏器损害。世界卫生组织糖尿病有关专家统计，因糖尿病引起双目失明者占4%，其致盲机会比一般人多10～23倍，糖尿病

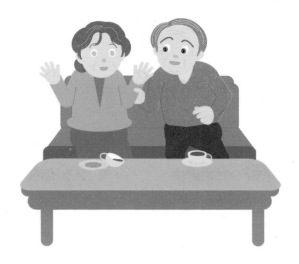

性坏疽和截肢患者比一般人多 20 倍，并发冠心病及中风的比一般人增加 2～3 倍，并发肾功能衰竭比一般肾病多 17 倍。

目前传统的糖尿病急性并发症已退居次位，而慢性并发症已占据主要地位。在中年尤其高年龄组的糖尿病患者中，以并发心血管病为主要致死原因。250 例糖尿病患者尸检材料中，有 46.4% 死于心血管病。在幼年型患者中，主要致死原因为肾功能衰竭。我国糖尿病患者死亡原因依次为：血管病变（包括冠心病、脑血管病及肾病）、感染性疾病、酮症酸中毒、高渗性非酮症昏迷、全身衰竭及尿毒症等。其中第一位的心血管病加上第二位的感染性疾病所致死亡占总死亡的 60％，是糖尿病患者的主要死因。

目前，糖尿病致死率仅次于非糖尿病的心血管、脑血管病和肿瘤。实际上，糖尿病对患者所造成的危害远非这些方面，它严重威胁着患者的健康和生命。可见糖尿病本身并不怕，而可怕的是其并发症所造成的危害。

 ## 为什么说糖尿病是 "富贵病"？

随着人民生活水平的提高，世界各国的糖尿病都呈逐年上升的趋势。1989 年对山西、北京、辽宁三地进行糖尿病患病率的普查结果表明，三省市糖尿病的患病率明显不同，北京和辽宁地区明显增高，而在山西贫困山区的患病率仍很低。与 10 年前相比，生活方式改变、生活水平提高的北京糖尿病患病率已显著增加，但保持低生活水平的山西省贫困地区则无此变化。生活水平提

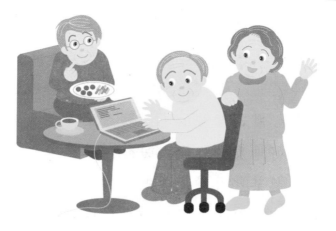

高后，人们以细粮为主食，副食充裕，高热量食物持续供给，热量过剩就会增加胰腺负担，促使其分泌过多的胰岛素参与代谢，最初表现为高胰岛素血症，久而久之，胰腺功能逐渐衰退，引发2型糖尿病的发生。关于这一点有"节俭基因"学说，认为原始人由于经常受到饥饿的成胁，为了生存体内存在节俭基因，能够从有限的食物中获得更多的热量，这一基因功能是使餐后胰岛素快速作用，胰岛素水平提高，减少尿中葡萄糖的排出，使能量尽量蓄积在身体内，以备不时之需。而对寿命延长、活动减少、热量增加的现代人来讲，这样的基因功能只能增加高胰岛素血症及细胞功能衰竭而导致糖尿病。随着社会进步，人们的运动越来越少，出门以车代步，长久沉溺于电脑和电视机面前，使机体内过多的热量无法利用引起肥胖，肥胖的人对胰岛素产生抵抗，使其不能很好地发挥作用。另外，工作压力大，竞争激烈引起某些升糖激素的释放，拮抗胰岛素的作用，也是引起糖尿病的一个原因。

空腹血糖和哪些因素有关？

正常生理状态下，空腹时主要靠肝葡萄糖的输出提供身体需要的葡萄糖，体内一定量基础胰岛素的分泌控制空腹血糖，使其稳定地保持在 4.4～6.1 mmol/L 的水平。血糖浓度保持相对的稳定是由各种内分泌激素、植物神经共同作用的结果。

在糖尿病患者中，空腹血糖的水平升高主要与肝脏过量产生葡萄糖有关。空腹状态下，机体没有外源性能量补充（多数人在晚饭后至第二天

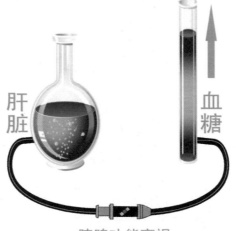

肝脏　血糖

胰腺功能衰竭

早餐前是不进食的)、血糖还能保持在 4.4～6
1mmol/L 而不发生低血糖是因为机体有一个巨
大的能源储备库——肝脏。当机体有血糖降低的
趋势时,大脑和神经系统会感知这种变化,并通
过一系列的神经、激素调节将糖原从肝脏中动员
出来转换成葡萄糖,以供机体的需要,肾脏、肌
肉等组织也会动员部分糖原变成葡萄糖,从而保
证血糖的稳定。而糖尿病患者由于其胰腺功能的
衰竭,基础胰岛素分泌减少,不能抑制肝糖的输
出,从而导致血糖的升高。

除肝糖输出外，对于糖尿病患者来说，空腹血糖水平还与下列因素有关：

（1）所用降糖药物是否合理，胰岛素剂量是否需要调整。

（2）是否有不适当的睡前加餐。

（3）夜间是否睡眠良好，过于兴奋和劳累都会影响血糖水平。另外还有许多其他情况会影响血糖水平，需要向医生请教，具体问题具体分析。

 什么是餐后血糖？

所谓餐后血糖即吃完饭后的血糖，目前临床上常用的是餐后 2 小时的血糖，即从第一口饭计时（一般在 20 分钟内吃完）饭后两小时的血糖，而不是吃完饭后开始计时。在糖尿病的发病过程中，餐后血糖的升高具有特别重要的意义，与空腹血糖相比，餐后血糖能更有效地预示从糖耐量递减向糖尿病的进展过程。在 2 型糖尿病患者最

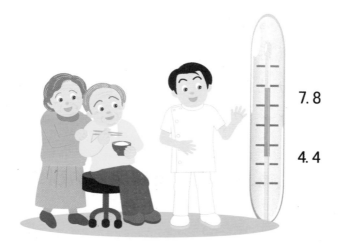

7.8

4.4

早开始升高的是餐后2小时的血糖，此时空腹血糖还可以保持在正常水平，如果你怀疑自己是否有糖尿病，不要只查空腹血糖，更重要的是查餐后2小时的血糖是否在正常范围。

餐后 2 小时血糖的正常值范围是 4.4～7.8mmol/L，如果超过 11.1 mmol/L 即怀疑为糖尿病，需要做进一步的检查。对于糖尿病患者来说餐后血糖理想的控制范围是 4.4～7.8mmol/L，良好的控制范围是 8.0～10.0mmol/L，但对于老年人来讲，血糖指标可相对放宽，以避免低血糖的出现。所以糖尿病患者在检查血糖控制情况时，不仅要查空腹血糖，更要重视餐后2小时血糖的监测，毕竟我们在一天中大部分是在餐后状态，它更影响我们整体血糖的控制水平。

哪些情况要想到有糖尿病的可能？

在下列情况下要想到有糖尿病的可能，应去医院进行检查：

（1）有糖尿病家族史且40岁以上者。

（2）特别肥胖或消瘦者。

（3）体重减轻而找不到原因，特别是原来肥胖并未节食而体重明显减轻者。

（4）有多饮、多尿者。

（5）易患疖痈，尤其发生在疖痈发病率较低季节。

（6）反复尿路、胆道、肺部或其他感染者。

（7）妇女外阴瘙痒而非滴虫感染。

（8）有四肢末梢感觉麻疼等周围神经病变

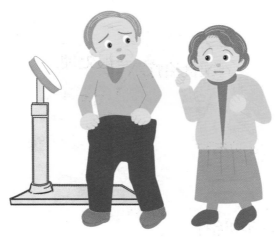

症状。

(9) 有间歇性跛行（走路时间长腿疼，休息后好转）。

 糖尿病治疗措施有哪些？

糖尿病的基本治疗包括一般处理、饮食治疗、运动治疗及药物治疗。治疗本病是长期而细致的工作，必须详细了解病情及患者的生活情况，贯彻原则性与个体结合的治疗原则，制定切实可行且行之有效的治疗方案。

1. 肥胖型糖尿病患者的治疗包括以下内容：

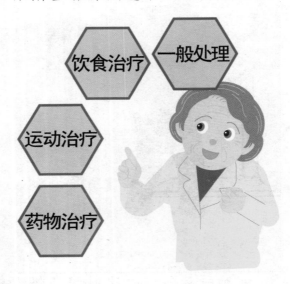

（1）患者经低热量饮食加体力活动后，血糖控制不良时，应加强低热量脂肪饮食；如控制还不良者，可服用双胍类或磺脲类降糖药（血脂高者应降低血脂）；如果仍然控制不佳，应使用胰岛素治疗（使用不宜太早），注意定期调整胰岛素剂量。

（2）患者经低热量饮食加体力活动，或经加强低热量脂肪饮食后，血糖控制良好者，应继续下去。

（3）患者经饮食控制、体力活动或加口服降血糖药治疗后，血糖控制良好者，应定期调整药量。

2.非肥胖型糖尿病患者的治疗包括以下方面：

（1）患者经饮食治疗后，血糖控制良好时，应继续下去。

（2）患者经饮食治疗后，血糖控制不佳时，一定加服磺脲类药物（血脂高者应降低血脂）；如果血糖控制良好应该继续下去，并注意定期调整药量。

（3）患者经饮食治疗加口服降血糖药物治疗后，血糖控制仍不理想时，则应使用胰岛素治疗（不要使用太迟),并应注意定期调整胰岛素剂量。

 糖尿病可以预防吗？

糖尿病是最有代表性的可以预防的疾病，通

过生活方式或药物的干预可以预防糖尿病的发生。因为改变不合理的饮食习惯、减少高热量食物，适当增加运动，改变西方化的生活方式都是可以做到的。这有赖于宣传，提高人们对糖尿病的认识，提高自我保健意识，可以防止糖尿病的发生，这属于糖尿病的初级预防。

对于已患糖尿病的人，预防的目标是通过关心、教育、维持病人的健康状况，使其血糖控制在理想水平，减少和延缓各种并发症的发生发展，提高糖尿病的生活质量，这属于糖尿病的二级预防。

糖尿病的发生一般经过正常糖耐量（空腹及餐后血糖正常）到糖耐量低减，再发展到糖尿病阶段，糖耐量低减是有效干预减少糖尿病发生的主要环节。糖耐量低减的干预分为两大类：非药物性的生活干预和药物干预。非药物干预包括饮食干预，限制饮食摄入的总热量，限制饮酒，多吃粗粮及新鲜蔬菜。运动干预包括进行中等强度的运动锻炼，如慢跑、游泳、骑白行车，每天至

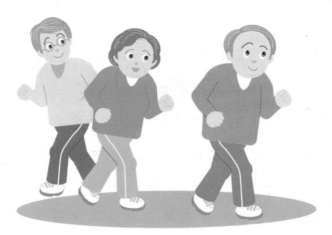

少锻炼 30 分钟，肥胖者最好逐渐减轻体重直到标准体重。药物干预包括如 α 糖苷酶抑制剂，可以降低餐后血糖，改善胰岛素抵抗不易引发低血糖，能有效减少糖尿病的发生，这属于糖尿病的三级预防。

 ## 理想体重是多少， 如何计算？

许多肥胖的糖尿病患者被告知应该控制体重，那么理想体重究竟是多少，应该如何计算呢？目前国际上根据对人身高和体重关系的研究得出了一个标准体重的简单计算公式：

标准体重（公斤）＝身高（厘米）－105；

老年人的标准体重（公斤）＝身高（厘米）－100。

而理想体重为标准体重±10％，若实际体重超过标准体重的10％～20％为超重，超过20％为肥胖。实际体重低于标准体重的10％～20％或以上为体重不足或消瘦。例如：一名身高为175厘米的患者其标准体重为175（厘米）－105＝70（公斤）。

另一种计算方法为体重指数：

体重指数 BMI＝实际体重（公斤）除以身高（米）的平方。亚洲人一般小于23，若大于23则为超重，若大于25为肥胖。

消化系统疾病

 消化系统包括哪些器官，其功能是什么？

　　消化系统是由消化管和消化腺两大部分所组成。消化管指的是从口腔到肛门粗细不等的弯曲管道，长约9米，包括口腔、咽、食管、胃、小肠（包括十二指肠、空肠、回肠）、大肠（包括盲肠、结肠和直肠）。其中，从口腔到十二指肠的一段，通常称为上消化道，从空肠到肛门的一段，通常称为下消化道。而消化腺是指能分泌消化液的腺体，有大、小两种，大消化腺有大唾液腺、肝脏和胰脏，小消化腺一般存在于消化管壁内，有食管腺、胃腺、肠腺等。

　　人类的整个生命活动，必须从外界获取营养

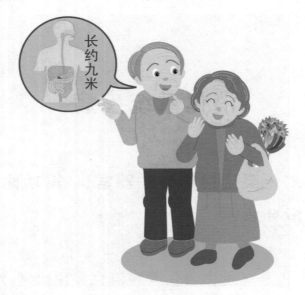

物质，作为生命活动所需热能的来源。整个消化系统的基本生理功能就是摄取食物，同时将其中的营养物质加以消化和吸收，以供给人体生命活动的需要，而将剩余的糟粕排出体外。所以说，消化系统是保证人体新陈代谢得以正常进行的一个重要系统。

 老年人消化系统的改变与特点是什么？

老年人随着年龄的增长，各器官组织结构和

生理功能都先后发生退行性变化。消化系统的退行性变化主要表现在消化器官组织萎缩变性，胃肠运动功能减弱，胃肠分泌功能的减退，具体改变如下：

1. 口腔的改变与特点：进入老年后，首先是牙齿开始松动和逐渐脱落，牙齿的脆性增加，牙龈萎缩，咀嚼肌亦逐渐萎缩，咀嚼能力日益下降。老年人的味蕾约有半数发生萎缩，致使老年人味觉迟钝，辨别甜、酸、苦、咸的滋味减弱，常感到饮食无味。

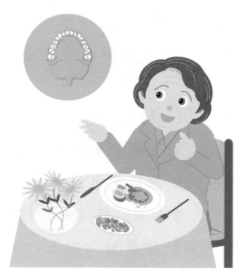

2. 老年人口腔黏膜上皮明显萎缩，口腔中最薄的颊黏膜厚度与早产儿近似，其黏膜下组织可出现广泛的脂肪组织、胶原纤维和弹性纤维增加倾向。这些组织走行紊乱或分离，萎缩和断裂，黏膜下组织的小动脉的管壁变肥厚，并由此引起管腔狭窄。

3. 食管的改变与特点：食管黏膜随着年龄的增加而逐渐萎缩，食管的蠕动及输送食物的功能亦逐渐减弱，与年轻人正常的食管肌肉节律性收缩蠕动不同，无蠕动作用的自发性收缩增加，即非前进性的局限性食管挛缩运动（又称食管第三期收缩），使食团不能迅速地被输送到胃内。

4. 老年人肌肉松弛，肌张力降低，食管通过膈肌裂孔处的韧带变长变细，膈肌变弱松弛，支持食管裂孔的周围组织也松弛，使裂孔变大，因而老年人的食管与胃连接部易移行到膈肌的上方，或胃的一部分经横膈的裂孔，向上伸入纵隔，形成食管裂孔疝。70岁以上的老年人食管裂孔疝的发病率可高达 69%。

5. 老年人咽部食管运动功能减退，会厌软骨窝和梨状窝常有食物或唾液停留附着，食管胸腔段蠕动时收缩力减退。

6. 胃的改变与特点：老年人胃黏膜变薄。人到 60 岁后，即使没有消化道症状，亦都存在不同程度的胃黏膜萎缩。从显微镜下可见，老年人胃黏膜血管扭曲，管壁增厚，管腔狭窄，使胃供血不足，加上胃黏膜退行性变化，使黏膜营养不良，分泌功能下降，胃黏膜屏障功能降低，易发生慢性胃炎。老年人以萎缩性胃炎为多见。

7. 老年人幽门括约肌松弛，幽门及十二指肠蠕动失常，容易造成十二指肠液反流入胃（十二指肠内容物主要有胆汁、胰液和肠液），损害胃黏膜的屏障功能，使胃黏膜易受消化液作用而发生炎症、糜烂，从而形成充血性胃炎或糜烂性胃炎。同时，反流液中的胆汁、胰液等可溶解胃黏膜上皮细胞的脂蛋白，破坏胃黏膜屏障，使氢离子逆弥散入黏膜内，刺激肥大细胞释放组胺，在攻击因子、胃酸和胃蛋白酶的作用下形成溃疡。此外，老年人胃黏膜血流量明显低于年轻人，使胃黏膜屏障的完整性遭到破坏（胃黏膜屏障的完整性依赖于胃黏膜血流的充分供应），因此，老年人胃溃疡的发生率比较高。

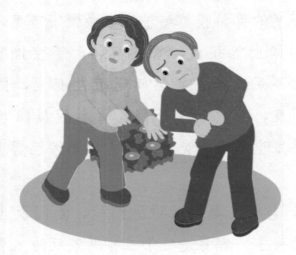

8. 老年人空腔脏器的衰老变化也表现在肌肉纤维萎缩，导致器官的扩张和松弛，平滑肌退化，弹性降低，蠕动力减弱，使食物从胃排到十二指肠的速度减慢（胃排空减慢），出现腹部饱胀等一系列功能性消化不良症状。老年人胃张力

低下，膈肌松弛，活动力降低，胃肝韧带、胃脾韧带、胃结肠韧带松弛，可出现胃下垂。

成年人的胃具有很强的分泌功能，昼夜分泌3000～3500ml 胃液。胃酸时分泌量随年龄增长而减少，没有胃病的65 岁以上老年人有 17％为低胃酸症。老年人胃液分泌减少的同时，对消化起作用的胃酸、胃蛋白酶亦随年龄增加而逐渐减少，胃内盐酸相对缺乏，使胃的消化能力减弱。同时，胃酸降低，使细菌易于在胃内繁殖。

9. 肠道的改变与特点：老年人小肠壁内层的黏膜变薄，腺体萎缩，肠上皮细胞减少，消化酶的活性降低，所以老年人常表现出维生素 B_1、维生素 B_{12}、维生素 A、胡萝卜素、叶酸、铁、钙和微量元素的不足及脂肪吸收的减少。老年人小肠退行性改变还表现为小肠黏膜细胞数量减少，血管退行性改变，肠管血流量减少，因而小肠消化吸收功能亦明显下降。同时，由于小肠壁平滑肌的萎缩，在十二指肠乳头的肠系膜侧组织较弱区，抵抗力减弱更显著，在肠内压增高时，肠黏膜及黏膜下层容易形成十二指肠憩室。

老年人可见结肠黏膜萎缩，肌层变薄，张力降低，分泌黏液的腺体减少，肠壁肌肉发生退行性病变。

老年人结肠的分泌功能和运动功能随年龄增加而减弱，排空时间延长，大便下降速度减慢，同时大肠黏液分泌减少，肠腔水分不足以润滑肠道，使大便排出困难，故老年人易患便秘。老年人由于血管退行性改变，可发生大肠供血不足，甚至发生缺血性改变即缺血性肠病。

10. 肝脏的改变与特点：老年人肝脏较年轻人肝脏明显缩小，肝细胞数量随年龄增加而逐渐减少，70 岁以后肝细胞数量减少明显，肝脏的体积亦缩小，一般在 1 000 克以下，90 岁老年人的肝脏只有年轻人肝脏重量的一半。肝脏逐渐呈褐色萎缩，包膜稍皱缩，边缘锐利，肝细胞功能呈亢进的超负荷表现，肝细胞内脂质大量沉积。

肝血流量随年龄增加而减少，其减少程度可达 40%～45%，在肝血流量下降的同时，肝细胞组织学改变明显，尤其是肝细胞核的变化更为显著，呈现空泡化。肝细胞各种酶的活性降低，合成白蛋白的能力下降，致使老年人血清中白蛋白减少。肝对内、外毒素的解毒功能降低，因此老年人对药物和乙醇十分敏感，易致药物或乙醇对肝脏的损害。老年人的肝脏可由于肝糖原的合成减少而有轻度的脂肪沉积。

11. 胆管的改变与特点：老年人胆囊多数呈下垂倾向，可表现为黏膜的萎缩，弹力纤维退化、弛缓，胆囊管弹力减低。部分老年人胆囊壁变厚，容积变小，其中胆汁量少而稠，含胆固醇多，易形成结石。结石引起慢性炎症，使胆囊壁增厚。另一部分老年人胆囊壁变薄，容积大，其中胆汁稀薄，是由于胆囊黏膜萎缩，囊壁肌层断裂而致胆囊壁松弛的缘故。此类老年人的胆囊改变可因急性胆囊炎而发生胆囊穿孔。

老年人胆总管出口处的胆管括约肌部位的黏

膜、腺体可有纤维化改变或腺体增生，胆汁排出受阻，在某些诱因（如酗酒）作用下，胆汁可反流入胰腺，引起胰腺炎。

12. 胰腺的改变与特点：40 岁以后，胰腺重量随着年龄增加而减轻，60 岁以后胰腺重量减轻显著。胰腺重量的减轻主要由于腺泡数量减少，腺细胞萎缩所致。

老年人胰腺的位置可降低，并出现弥漫性纤维化增生，40 岁以上者 40％出现纤维化。这种纤维化沿小叶内细小静脉或毛细血管发生，可使胰管闭塞，同时胰管内层细胞增生和胰腺纤维组织增生，胰动脉可发生不同程度硬化，使胰腺供血减少。胰液分泌功能不断降低，主要是分泌消化酶的腺泡数量减少，因此腺泡分泌消化酶的量亦减少，从而影响老年人的消化功能。

老年人生活习惯与消化的关系是什么？

人进入老年后，消化系统的生理功能发生较

大的变化，虽然这种变化是不可避免的，但老年人若能保持健康的生活方式，对于延缓组织器官生理功能退化的进程、防止消化系统疾病的发生和发展具有积极的作用。

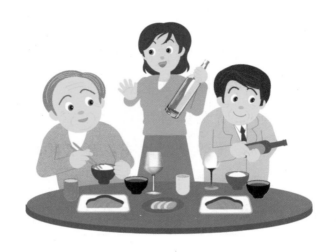

1. 饮食习惯与消化系统疾病："饮食自倍，肠胃乃伤"，这是古代医籍《内经》对饮食不当造成消化系统疾病发生的高度概括。"病从口入"进一步说明了饮食卫生的重要性。

（1）刺激性饮食与消化系统疾病。烈酒、浓茶、咖啡、辛辣等刺激性食物对胃肠黏膜和消化系统的组织器官有直接的损伤作用。

老年人大多食管下段括约肌功能不全，抗胃—食管反流的屏障功能减弱，若长期进食辛辣等刺激性饮食，可直接损伤食管黏膜，同时又可使胃酸分泌增加，结果使胃—食管反流发生，反流物进一步破坏食管黏膜。而老年人食管对反流物的清除能力降低，黏膜修复和增生能力弱，因此，老年人易患反流性食管炎。

（2）老年人胃黏膜屏障功能较弱，在刺激性食物的作用下，胃酸分泌过多，高浓度的胃酸损害胃黏膜，容易形成消化性溃疡。饮酒可使胃黏膜的屏障功能减弱，乙醇（酒精）能破坏覆盖在胃黏膜细胞外的黏液层，使胃酸中的氢离子渗入胃黏膜，造成胃黏膜损伤。若大量饮用烈性酒，可使胃酸骤然升高，胃黏膜发生应激病变，出现上消化道出血。酒既可造成消化性溃疡的发生，又可成为溃疡复发的重要诱因。经常饮用浓茶、咖啡，进食辛辣等食物，可使胃黏膜上皮遭到反复损害，导致胃黏膜固有腺体的萎缩，形成慢性萎缩性胃炎。

（3）酒精在胃肠道吸收后，可造成胃肠黏膜的损伤，其代谢主要在肝脏，因此，酒精对肝脏的损害尤为显著。肝病的发生与饮酒量和饮酒年限密切相关。

（4）高脂肪类饮食与消化系统疾病。肝脏是脂肪代谢的主要器官。脂肪在肝脏中的含量必须处于一个较恒定的状态，若长期喜欢进食高脂肪类饮食，使肝内的脂肪过多，容易形成脂肪肝。脂肪摄入过多，可使胆汁中的胆固醇浓度增高，而老年人胆汁酸分泌减少，使胆固醇处于过饱和状态，结晶析出而形成胆固醇结石，在胆囊沉积形成胆结石，因此老年人胆结石的发病率高。高脂肪饮食还与大肠癌有密切关系。

2. 低纤维素饮食与消化系统疾病：老年人由于牙松动脱落、咀嚼肌功能减退等因素，不便于摄食高纤维素的食物，常食精细而少渣的低纤维素饮食。低纤维素饮食与肠道的疾病有十分明显的关联。顽固性便秘在老年人中很常见，这与体质下降、排便功能减弱有关，但低纤维素饮食也是造成顽固性便秘的主要原因。低纤维素饮食可使大便体积小，缺乏纤维使肠道得不到有效的刺激，肠蠕动减慢，直肠的便意减弱，粪便中的水分被过度吸收，粪便坚硬成团而难以排出。顽固性便秘日久，在肠腔内形成粪石，堵塞肠腔可引起机械性肠梗阻。

（1）由于老年人脏器萎缩，消化道弹性降低，张力低下，若长期进食精细少渣食物，可使结肠形成持久的节段性收缩，肠腔压力增高，使肠道局部发生囊袋状病理性膨出即结肠憩室病。此类病人有肠功能紊乱表现，多兼有便秘，若用力排便，粪便嵌入憩室，引发憩室炎。若肠腔内压力进一步增高，可造成结肠憩室穿孔，引起弥漫性腹膜炎。

（2）食物中纤维素含量少，可诱发大肠癌，国外有学者提出大肠癌致病的"纤维学说"。流行病学调查表明，高纤维素饮食的非洲人，大肠癌发病率很低；而低纤维素饮食的英国人，大肠癌发病率高。进食高纤维素饮食可促进肠道排空，使具有致癌作用的物质在肠道内停留时间缩短；而低纤维素饮食却使肠道排空减慢，使具有致癌作用的物质在肠道内停留过久，增加发生大肠癌的机会。

（3）消化系统疾病"病从口入"，还因为老年人生活勤俭，对剩饭菜或隔夜食物舍不得丢掉，进食被细菌、细菌毒素污染的食物，引起急性胃肠炎，出现上吐下泻症状。

（4）老年人因消化液分泌减少，对脂肪类、淀粉类食物消化不良，进食牛奶及其制品、豆类、马铃薯、洋葱或面食后出现腹胀、腹泻等消化不良的症状。部分老年人长期喜欢进食不能消化的植物纤维，如柿子、黑枣、果核等，可形成结块，在胃内滞留并聚积成团块而形成胃石症。

此外，老年人若进食过快、过热、过冷或过于粗糙的食物，均可造成胃黏膜的损害，导致慢性胃炎的发生。

老年人行为方式与消化系统疾病有关系吗？

1. 久坐不动与消化系统疾病：老年人大多喜欢静坐，有的老年人退休后以打麻将消磨时光，久坐不动，运动减少亦可导致消化系统疾病的发生。

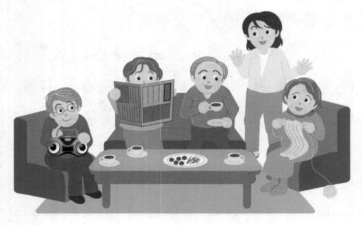

《美国医学会》杂刊志登美国哈佛大学的一项研究报告显示，肥胖与不爱动可以极大地增加患胰腺癌的可能性。每周步行 4 小时以上，会使肥胖人群患胰腺癌的概率减少 54%。

静坐少动还与胆管疾病密切相关。尤其是肥胖的老年人因胆囊张力减低，胆汁酸分泌减少，胆固醇呈饱和状态，若长期运动不足，或久坐不动，可致机体新陈代谢缓慢，胆囊、胆管的收缩力日渐减弱，从而使胆汁中胆固醇和胆色素淤积成胆道结石。

老年人久坐不动，还可致胃肠动力减慢。胃肠运动是消化生理功能的重要组成部分，胃肠运动功能低下，可引起食管运动障碍性疾病，表现为烧心、反酸、吞咽困难、胸痛等。在胃肠道可表现为早饱、腹胀、便秘或腹泻等功能性消化不良症状。

2. 过度吸烟与消化系统疾病：据报道，每日吸烟20支以上者，约40％可发生胃黏膜的炎症，即慢性胃炎。吸烟可引起血管收缩，抑制胆汁和胰液的分泌，削弱胆汁和胰液在十二指肠内中和胃酸的能力。吸烟引起血管收缩，使幽门括约肌关闭不全，使肠液反流到胃，破坏胃黏膜屏障，导致消化性溃疡的发生。

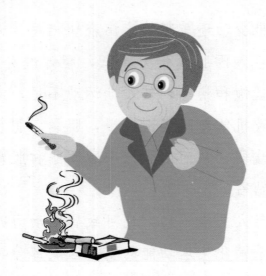

　　吸烟与食管癌、胃癌等亦有一定的关联，流行病学研究表明，吸烟量的增加及吸烟历史的延长与食管癌发病率呈正相关。老年人可因吸烟时间长，烟草中致癌物质在体内积蓄增加，发病的危险性随之提高。老年人若同时有吸烟和饮酒习惯，比单一嗜好者发生消化道肿瘤的机会更多。饮酒与吸烟有协同致癌作用。

　　过度吸烟还可影响消化系统药物的疗效。有学者统计，用对胃酸分泌抑制作用很强的 H_2 受体拮抗剂治疗消化性溃疡，可使溃疡愈合率达 90％，而吸烟者同样服用 H_2 受体拮抗剂，其溃疡愈合率只有 60％，甚至更低。吸烟者即使溃疡愈合，其愈合率也明显低于不吸烟者，而其复发率可高达 80％以上。

胰腺癌的发病与吸烟也有一定的关系。据统计，在吸烟人群中，胰腺癌的发病率是不吸烟者的 2.5 倍。

 ### 老年人心理状态与消化系统疾病有关系吗？

消化系统是人体中对心理变化最敏感的系统，任何心理变化均可对消化系统产生不同程度的影响。

老年人可因退休后的失落感、家庭纠纷、丧偶等心理冲击长期得不到排解，使心理状态失衡，出现精神抑郁、焦虑等，导致胃肠疾病的情志因素以郁怒、忧思最为常见。

不良的情绪导致消化性溃疡有两方面的因素：受持续和过度的精神紧张、情绪激动、忧

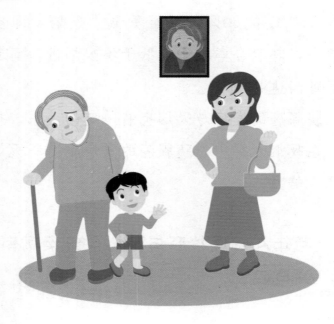

思等神经、精神因素的影响，大脑皮质功能发生障碍，既可使迷走神经兴奋性异常增高，又通过刺激胃壁细胞和胃泌素细胞，使胃酸分泌过多。还可分泌过多的肾上腺皮质激素，使胃酸、胃蛋白酶生成过多，使这些"攻击因素"对胃黏膜可造成损害而形成消化性溃疡。另一方面，长期的不良情绪刺激还可改变胃黏膜的完整性，致使胃黏膜屏障的防御能力降低。胃黏膜屏障功能的下降亦是导致反流性食管炎、慢性糜烂性胃炎、胃及十二指肠溃疡的重要因素。不良的情绪刺激不仅造成胃的分泌功能失常，亦可导致胃的运动功能异常，胃动力障碍，可表现为胃食管反流和功能性消化不良。

不良情绪的长期刺激，可影响自主神经功能，引起结肠运动和分泌功能失调，表现为结肠血管平滑肌痉挛性收缩，组织缺氧，毛细血管通透性增高，从而导致结肠黏膜的炎症、糜烂及溃疡的形成，病变局限于结肠者即为慢性溃疡性结肠炎。

精神因素还可造成便秘，精神抑郁或过分激动，使条件反射发生障碍，高级中枢对副交感神经抑制加强，使分布于肠壁的胸腰支交感神经作用过强而产生便秘。

长期抑郁、郁怒的不良情绪刺激，可使癌前倾向的疾病发生逆转，如慢性萎缩性胃炎可因长期的不良情绪刺激致免疫功能失调而发生癌变。

不合理用药与消化系统疾病有关系吗？

1. 药物与食管病变：药物可引起药物性食管炎。引起药物性食管炎的药物种类繁多，抗生素是导致药物性食管炎的最常见药物，但对食管损伤并不严重。服用阿司匹林、林可霉素等药物可刺激食管，引起狭窄和溃疡。氨茶碱、硝酸甘油、烟酸等药物可降低食管下段括约肌压力而致胃食管反流，引起反流性食管炎。阿司匹林、维生素C可直接腐蚀食管黏膜，破坏黏膜屏障，使食管黏膜防御功能下降。服药后立即卧位或者饮水太少，甚至服药不饮水，最易造成药物在食管内滞留，从而引起食管病变。

2. 药物与胃、肠病变：不少老年人由于患有多种慢性病，尤其是心、脑、肾疾病，或骨关节病而服用阿司匹林、吲哚美辛（消炎痛）等药物，这些药物均可刺激胃黏膜而引起炎性反应，

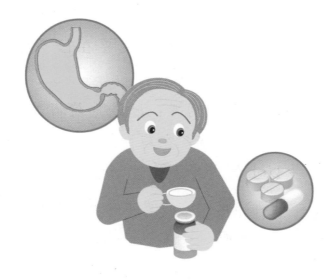

可致急、慢性药物性胃炎。原患有消化性溃疡的老年人，可因服用阿司匹林等对胃黏膜有损害作用的药物，使胃酸及胃蛋白酶的分泌增加，破坏胃黏膜屏障的防御功能，造成胃黏膜的进一步损伤，使消化性溃疡难以愈合，甚至可因此类药物的影响，造成上消化道出血。

抗生素，如氨苄西林、羧苄西林、甲氧西林等可诱发假膜性肠炎。尤其是应用广谱抗生素后，各种途径给药（如口服、静脉给药）均可诱发本病，与抗生素的剂量无明显关系。假膜性肠炎多发生于 50 岁以上的中老年人，因此，老年人使用抗生素一定要在医生指导下进行。

3. 药物与肝脏病变：肝脏是药物浓集、转化和代谢的主要器官，在药物代谢中起着重要作用。60 岁以上的老年人生理功能逐渐衰退，肝脏重量、肝血流量、肝酶含量及其活性降低，血浆中白蛋白含量减少，与药物结合能力降低，加上老年人有潜在的肝功能不全，更容易发生药物性肝病。

消化系统疾病的常见症状都有什么？

1. 吞咽困难：吞咽困难是常见的消化道症状，一旦出现吞咽困难，要引起足够的重视和警惕，早期诊断和及时治疗对疾病的预后有重要意义。

临床上吞咽困难多见于咽部脓肿、食管癌、腐蚀性食管炎、胃食管反流病、食管裂孔疝等。

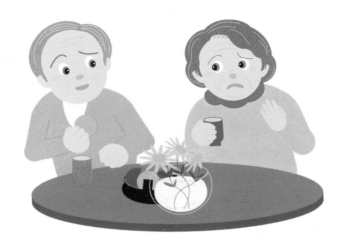

此外，吞咽困难还可由食管外疾病引起，如脑血管疾病或神经肌肉功能不全导致的假性球麻痹等。老年人出现吞咽困难，一定要警惕食管癌，但与咀嚼功能减退及装配不良的假牙影响也有关。

2. 烧心：烧心是一种胸骨和剑突后的烧灼感受，主要由于酸性或碱性反流物刺激有炎症的食管黏膜而引起。老年人食管下端括约肌松弛，烧心症状容易发生，多见于胃食管反流病、消化性溃疡等。

3. 嗳气：嗳气是胃腔内的气体或少量液体

溢出口腔的现象，俗称"打饱嗝"。出现这种情况多提示胃腔内气体较多或食管括约肌松弛。可见于胃食管反流病、胃及十二指肠炎、胆管疾病。但频繁的嗳气，多因精神、神经因素，以及吞气或不良的饮食习惯引起。

4. 反酸：反酸是由于酸度较高的胃内容物经功能不全的食管括约肌反流至口腔，并随即咽下的症状。如果食管上部括约肌功能尚好，则可能只出现嘈杂感，多见于消化性溃疡和胃食管反流病。

5. 食欲不振：食欲不振即"胃口不好"，是指失去正常的进食欲望，致使进食量明显减少，一般还会伴有体重的减轻。出现食欲不振时大多是由于神经肌肉病变、胃肠道梗阻性病变或消化酶缺乏所致，多见于胃肠道肿瘤、急性肝炎、慢性肝炎、胰腺炎、胰腺癌及功能性消化不良或肾功能衰竭等其他系统疾病等。

6. 恶心呕吐：恶心呕吐多由反射性或消化道受阻产生，最常见于胃癌、胃炎、幽门痉挛或梗阻，肝、胆管、胰腺、腹膜的急性炎症也可引起。胆管炎、肠梗阻几乎都要发生呕吐。一般而言，进食过程中或进食后早期发生的呕吐，常见于神经性呕吐或幽门溃疡；反复迟发性呕吐（进食1小时以后发生者），常见于幽门梗阻；清晨呕吐，多见于胆汁反流、尿毒症、颅内压增高等；呕吐后腹痛缓解者，多见于溃疡病；呕吐物中混有食物，提示有幽门梗阻、胃轻瘫、高位肠梗阻等；吐出咖啡渣样物质，提示有各种原因引起的上消化道出血。此外，恶心呕吐也可见于许多药物的副作用，急性呕吐也可见于食物中毒、胃肠道感染等。

7. 黑便与呕血：黑便即是大便呈柏油样；呕血是指血液由胃内经口而出，不同于咯血。上消化道和肝、胆、胰出血时，多表现为黑便与呕血。临床经验证明，每日出血量超出50毫升就会出现柏油样大便，最常见于消化性溃疡、食管及胃底静脉曲张破裂、急性胃黏膜病变和胃癌。当出血量过多且胃肠道蠕动加速时，就会出现血便。下消化道出血时常排出暗红色或果酱样的大便，出血的部位离肛门越近，粪便颜色就越红，多见于下消化道肿瘤、血管病变、炎症性肠病、肠道感染及痔等。老年人慢性消化道出血容易被忽视，多表现为由失血引起的其他脏器损害的征象，如心力衰竭、心绞痛或脑血管功能不全等。老年人便血以痔和结肠憩室较多见。

8. 胸痛：在临床上，常有许多以胸痛为主要症状的病人，但检查心脏与肺部并无功能性或器质性疾病，这种胸痛称为非心源性胸痛或食管源性胸痛。这是因为在食管壁上存在许多疼痛感受器，当食管壁受到刺激时，可引起胸痛，常见于胃食管反流病或食管裂孔疝。

9. 腹痛：腹痛为消化内科许多病人就诊的原因之一，可表现为不同性质的腹部疼痛和不适感。根据腹痛的起病缓急和病程长短分为急性腹痛和慢性腹痛。急性腹痛又根据治疗方法的不同分为内科性腹痛和外科性腹痛。外科性腹痛，即通常所说的急腹症。腹痛的性质有刺痛、绞痛或针扎样、刀割样、烧灼样及搏动性痛等。就消化系统而言，多是由于消化器官的膨胀、肌肉痉挛、腹膜受到刺激及供血不足等因素牵拉腹膜或压迫神经所致，见于消化性溃疡、阑尾炎、胃肠道感染、胆囊炎、肝癌、胰腺炎、腹膜炎、缺血性肠炎等。空腔脏器痉挛常产生剧烈疼痛，即所谓的"绞痛"，多见于胆绞痛、肠梗阻等。腹痛也可见于其他全身性疾病，如泌尿系统或生殖道的炎症或肠梗阻及肺部疾病等。

10. 腹胀：腹胀是指腹部胀满不适，外形胀大，触之无形，自觉胃肠不蠕动或好像有东西堵塞的感觉，是消化系统疾病常见症状之一。多因胃肠积气、积食、胃肠道梗阻、腹水、腹内有肿块、便秘及胃肠道运动功能障碍所致。常伴有腹痛、肠鸣或排气过多等，多见于梗阻性或功能性胃肠病。

11. 腹泻：腹泻是指大便中的水分及大便次数增多，是胃肠道最常见的症状之一。正常人的大便次数可在每日 3 次至每周 3 次，且每日大便量小于 150 克。当大便次数超过每日 3次，大便量超过每日 200 克，并且水分超过粪便总量的 85％时，即为腹泻。腹泻时常可伴有大便的紧迫感及腹部、肛门周围的不适感。腹泻可分为急性和慢性两种。急性腹泻多见于感染性疾病，如食物中毒、痢疾等。食物中毒时大部分为水样泻，常伴有腹痛、恶心、呕吐及发热，大便中不混有血或脓，病变多在小肠。痢疾有腹痛、发热、脓血便，病变常牵连到大肠。慢性腹泻的病因很多，可同时伴有或不伴有脓血便，多见于结肠炎症、溃疡或肿瘤，以及运动功能障碍所引起的肠易激综合征等。

除通常的炎症性腹泻外，老年人必须注意吸收不良综合征，临床症状除水泻、脂肪泻及营养缺乏外，缺铁性贫血常较明显。

12. 便秘：便秘是一种很常见的症状，尤其老年人更多见，严重时可影响生活质量。便秘是指每周大便少于 2 次，或排便不畅、费力，粪便

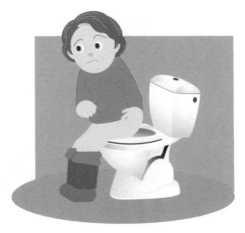

干结、量少。对于老年人来说，便秘可间接引起心肌梗死及脑血管意外等危重病，老年人应注意经常保持大便通畅。

13. 里急后重：里急后重是指排便前有腹痛，想排便且迫不及待，排便时急迫而又排出不畅的一种症状。这是直肠受刺激的征象，多因直肠的局部炎症或肿瘤引起。

14. 黄疸：在大多数情况下，黄疸是由于胆汁淤积所造成的，而胆汁淤积的原因多为肝脏排泌功能受损或胆管阻塞性疾病所引起。常见于各类型肝炎、肝硬化、肝癌、胆管梗阻等疾病。

老年人黄疸 80％为阻塞性，其中半数以上是胰头癌及肝转移性癌，而肝转移性癌大部分来自消化道。另外，还可来自乳房、甲状腺、肺及支气管等。

15. 腹水：腹水是指因为一些疾病所引起的腹腔内的液体积聚过多。可以引起腹水的常见疾病有肝硬化、各类肿瘤及结核性腹膜炎、缩窄性心包炎、慢性肾病、胰腺炎等。

 ## 如何预防消化系统疾病？

消化系统疾病各类繁多，但其形成多与平时的饮食习惯有关，所以，在预防上也应从日常生活习惯入手：

1. 生活起居、饮食应有规律。

2. 保持良好的情绪，平和的心态，心情舒畅。长期不良的情绪会造成气滞血瘀，易致消化系统胃肠道疾病。

3. 养成健康的饮食习惯，饮食要营养均衡，

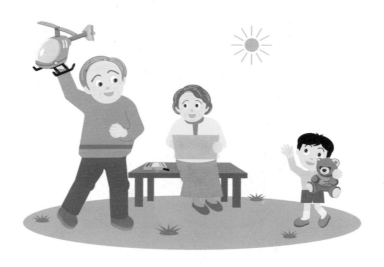

不偏食，不暴饮暴食，不要吃过冷或过热的东西，饭后不马上剧烈活动，吃东西时细嚼慢咽，少吃或不吃刺激性强的食物，尽可能做到定时定量进食，有条件者可少食多餐。

4. 戒烟、限酒。刺激性的食品容易加重胃酸的浓度损伤胃肠黏膜、加重溃疡，因此要禁喝酒类和浓茶、咖啡等，疾病较重者还要注意禁烟。

5. 要养成良好的个人卫生习惯，勤洗双手，不要吃腐烂隔夜的以及蝇虫叮咬的食物，生吃的水果及食物一定要清洗干净，把好病从口入关等。

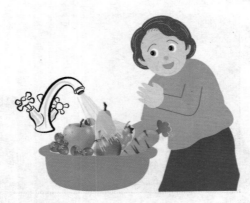

6. 如出现腹痛、腹泻，恶心、呕吐等不适时及时就诊。